DE
L'ÉPIDIDYMITE CASÉEUSE

PAR

Ch.-Léon MOUGIN,

Docteur en médecine de la Faculté de Paris,
Externe en médecine et en chirurgie des hôpitaux de Paris,
Membre de la Société des sciences de Vichy.

PARIS

ADRIEN DELAHAYE, LIBRAIRE-ÉDITEUR
PLACE DE L'ÉCOLE-DE-MÉDECINE
—
1873

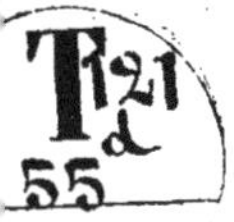

DE

L'ÉPIDIDYMITE CASÉEUSE

DE

L'ÉPIDIDYMITE CASÉEUSE

PAR

Ch.-Léon MOUGIN,

Docteur en médecine de la Faculté de Paris,
Externe en médecine et en chirurgie des hôpitaux de Paris,
Membre de la Société des sciences de Vichy.

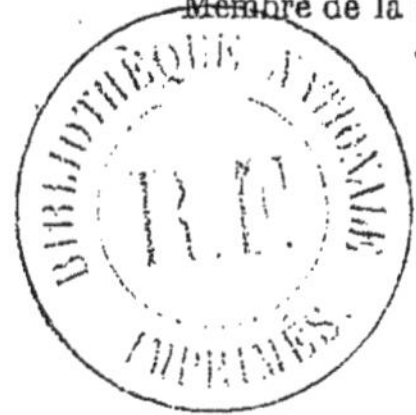

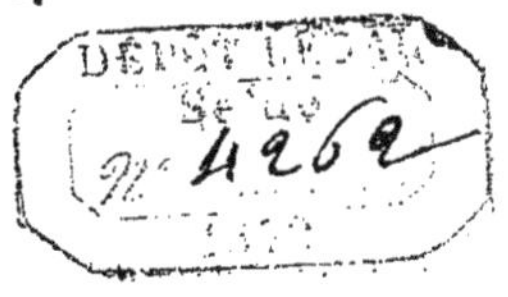

PARIS

ADRIEN DELAHAYE, LIBRAIRE-ÉDITEUR

PLACE DE L'ÉCOLE-DE-MÉDECINE

1873

AVANT-PROPOS.

C'est au lit du malade que l'idée de ce travail m'est
venue à l'esprit ; c'est l'enseignement clinique de M. le
professeur Richet qui m'a appris que l'affection connue par
les auteurs sous le nom de tubercule du testicule et d'orchite chronique, n'avait pas encore son histoire complète.
C'est en voyant naître sous mes yeux la caséification de
l'épididyme et des voies spermatiques, c'est en la voyant
progresser, c'est en observant d'un côté sa terminaison
spontanée et de l'autre son traitement et quelquefois sa
guérison, que j'ai fait les recherches nécessaires à cette
étude.

Aujourd'hui que mes matériaux sont mis en œuvre, qu'il
me soit permis de dire comment j'ai compris la question et
de justifier la marche que j'ai suivie.

La difficulté que j'ai rencontrée la première a été celle de
donner un nom à l'affection que je décrivais. Etant en effet
convaincu que dans l'état actuel de la science on ne pouvait lui donner le nom de tuberculeuse, qu'elle naissait

dans l'immense majorité des cas dans l'épididyme, il m'était difficile de lui conserver le nom de testicule tuberculeux. Le nom d'épididymite pseudo-tuberculeuse, employé par M. Fournier, aurait mieux convenu s'il n'était attaché déjà à une forme clinique de l'affection que nous décrivons, à la caséification de l'épididyme, secondaire à une épididymite subaiguë, ou survenant d'une manière chronique dans le cours d'une blennorrhée.

Le terme d'épididymite chronique est encore plus défectueux à cause de la divergence des auteurs sur le sens de cette expression. Le nom d'*épididymite caséeuse* nous a paru préférable. En effet l'expression de suppuration épididymaire se serait également appliquée aux abcès aigus, et n'aurait pas convenu à l'affection s'arrêtant avant la période de suppuration. Le mot d'épididymite scrofuleuse nous a semblé trop préjuger la question diathésique. Le titre de caséification des voies spermatiques eût peut-être été préférable, car la maladie ne commence pas fatalement par l'épididyme; mais outré que la plupart des symptômes sont dus à l'envahissement primitif ou secondaire de cet organe, nous avons cru devoir limiter notre sujet et laisser de côté les maladies prostatiques et testiculaires proprement dites. La hardiesse de proposer un mot nouveau nous sera pardonnée quand on songera que ça n'a pas été le vain désir de faire entrer dans la science une expression nouvelle, qui a guidé notre conduite, mais la nécessité de donner un nom clinique à une maladie qui n'en avait que de théoriques et de contestables.

Nous avons publié plusieurs observations inédites; nous en avons ajouté quelques autres, entières ou résumées, qui nous ont paru venir utilement, après l'exposé dogmatique des faits, pour corroborer sans conteste les opinions exposées. Nous avons autant que possible donné une étendue égale aux diverses parties de notre travail; aussi n'avons-nous pas négligé le chapitre du traitement, ne perdant pas de vue qu'une application pratique doit être le but final de toute idée théorique, et qu'en médecine nous aimons peu les théories stériles, qui éloignent trop le médecin de son but dernier : l'art de guérir. Enfin nous publions une clinique inédite de M. le professeur Richet, afin que l'on n'oublie pas que c'est lui qui, remarquant que le tubercule du testicule n'est qu'une suppuration chronique, a bien voulu que je me chargeasse de mettre en œuvre cette donnée.

Mais avant d'entrer en matière nous pensons qu'il sera utile aux lecteurs de ce travail de trouver un résumé des principales propositions que nous avons émises dans les pages qui suivent. Ils auront ainsi une idée plus nette de la question. Ils trouveront d'un coup d'œil les traits principaux qu'ils n'auraient dégagés que difficilement des détails encombrants que comporte toujours une thèse inaugurale. Voici ce que nous avons essayé de démontrer :

1° L'affection connue par les auteurs sous le nom de tubercule du testicule n'a ordinairement rien de commun avec la diathèse tuberculeuse. Elle est de même nature que l'orchite chronique. C'est une inflammation nécrobiotique ou une régression caséeuse dans des produits inflammatoires.

2° Elle est liée dans la grande majorité des cas à une suppuration chronique de la région prostatique de l'urèthre ; elle succède parfois à une inflammation aiguë de l'épididyme et peut apparaître spontanément comme la caséification des ganglions du cou.

3° Elle siége le plus souvent dans l'épididyme et secondairement dans les autres voies spermatiques ; les produits caséeux qui s'y forment peuvent faire donner à l'affection le nom d'*épididymite caséeuse* à cause de leur fréquente analogie étiologique avec ceux de même nature de la pneumonie caséeuse.

4e Le traitement doit être dirigé d'abord contre la suppuration du canal et de la prostate.

5° Lorsque la castration est devenue nécessaire, les symptômes pulmonaires communs à toutes les suppurations chroniques ne doivent pas faire reculer devant l'opération.

DE

L'ÉPIDIDYMITE CASÉEUSE

> Souvent on a vu des tubercules où il n'y
> en avait pas.
>
> (Vidal de Cassis).

DÉFINITION. — HISTORIQUE.

L'épididymite caséeuse (1) est une affection à marche
chronique, souvent consécutive à une maladie de la région

(1) Bibliographie générale : Pott. De berniis et speciatim de sarcocele,
Leipsig, 1739. — Heise. Diss. de sarcocele, Helmstadt, 1754. — Gorse. Diss.
sur le sarcocèle. Thèse de Paris, 1803. — Lawrence. Observations on a par-
ticular affection on the testis. Traduit dans Journ. gén. de méd., t. XXV,
p. 447.—Gerdy. Consid. pratiques sur les maladies chir. des org. génitaux.
Arch. gén. de méd., 1838. — Després. Thèse de Paris, 1861. — Hardy.
Thèse de Paris, 1860. — Curling. A practical treatise on the diseases of the
testis. Londres, 1843. — Nélaton. Patholog. ext. — Dufour. Thèse de Paris,
1854, n° 284. — Cartier. Thèse de Paris, 1866. — Hunin, id. n° 1. — Civiale.
Traité des maladies des voies génito-urinaires. Roux. Path. du test. Dict.
en 30. — Gosselin. Clinique, 2e vol., 1873. — Foucher. Société anat., 1856.
— Peter. Union médicale, 3e série, t. X, p. 237, 1870. — Home. Practical
observations on the treatment of the diseases of the prostate gland. London,
1811. — Id. traduit. Paris, 1820. — Béraud. Thèse d'agrégat., 1857. —
Demarquay. Orchite purulente. Bullet. de thérapeutique, 1858. — Fournier. Dictionn. de médecine et de chirurg. pratique. Epididymite pseudo
tuberculeuse. — Remsden 1811. Practical observations on the sclerocele and
other morbid enlargements of the testicle. — Malgaigne et Velpeau. Discussion académique. Bulletin, t. XVI, p. 1041 et XVII, p. 791, 1851-1852.

prostatique, qui est caractérisée cliniquement à sa période d'état par une induration indolente, suivie de ramollissement de l'épididyme, par l'envahissement successif des autres voies spermatiques et par la production d'abcès, de cavernes et de fistules, consécutivement à des poussées inflammatoires.

Cette affection dont la marche clinique a été reconnue par tous les bons observateurs a été décrite sous les noms les plus divers selon les vues théoriques des auteurs. L'expression vague de sarcocèle, de sarcocèle scrofuleux, d'inflammation chronique, d'inflammation scrofuleuse lui a été longtemps consacrée et l'on est arrivé au summum de la confusion, quand les noms de tubercule du testicule et d'orchite chronique sont entrés dans la science. Au lieu de la description claire et vraiment chirurgicale que Ast. Cooper donne de l'inflammation chronique de l'épididyme, Curling est tombé dans des essais infructueux de distinction entre l'épididymite chronique et l'épididymite tuberculeuse. Depuis ce temps la netteté a disparu de la science et l'histoire des tumeurs de l'épididyme est restée dans le vague. Nous allons faire un rapide historique des phases diverses qu'a traversées la question qui nous occupe.

Il n'existait encore que de vagues descriptions de sarcocèle dont la nature cancéreuse était encore admise (Richerand) quand paraît en 1805, dans le journal de Corvisart,

— Bérard. Thèse d'agrégation, 1834. — Fossard. Thèse Paris, 1855, n° 295. — Bayle. Journal de Corvisart, 1805 (an XIII). — Ast. Cooper. Traité des maladies du testicule, 1830. — Nélaton. Abcès chronique du testicule, Monit. des Hôpitaux, 1855. — Nargaud. Thèse de Paris, 1873. — Barnier. Thèse de Paris, 1873, n° 148. — D' Salleron. Archives générales de médecine, juillet 1869. — Houel. Anatom. pathol. G. Baillière. — A. Richerand. Nosographie chirurgicale, 2e édit. Paris, 1808.—Nepveu. Mémoire sur les tumeurs du testicule. — Broca. Société anatomique, 1854. — Ripault. Soc. anatom., 1842. — Arnould. Maladies de la prostate et des testicules, Paris, 1806.—Velpeau. Thèse d'agrégation, 1824. — Velpeau. Dictionn. en 30 vol., t. XXIX. — Grancher. De l'unité de la phthisie, thèse de doctorat, 1873. — Okinerye. Thèse de doctorat, 1873.

un mémoire de Bayle, intitulé : De la dégénérescence
tuberculeuse non enkystée du tissu des organes. Dans ce
travail il publie une observation (VII), due à Laënnec, de
caséification du testicule et de l'épididyme, sur un malade
ouvert à l'hôpital Cochin, le 29 prairial an X. « Tout
l'épididyme, dit-il, était changé en une substance d'un
jaune presque serein, ferme et comme caséeuse. Cette substance semblait en certains endroits infiltrée dans une
sorte de tissu réticulaire. » Mais l'attention ne devait pas
encore se fixer sur ces faits. Après Bayle, les écrits de Mon-
falcon dans le Dictionnaire des sciences médicales, de
Leveillé dans son traité de chirurgie (1812), de James
Wilson (1821), qui parle de l'extension à la prostate, ainsi
que l'article de Samuel Cooper dans le dictionnaire de
chirurgie firent peu avancer la science sur ce point. En
1819, l'anatomie pathologique, de ce qu'on appelait alors
le tubercule du testicule, fut décrite avec soin par Laënnec (1). Cruveilhier l'étudia dans son anatomie patholo-

(1) En général (cours inédit de M. Charcot à la Faculté de médecine de
Paris, 1873), les inflammations caséeuses ne sont pas distraites de l'histoire
du tubercule. Nous devons reconnaître en effet qu'entre les inflammations
caséeuses et les tubercules proprement dits, produits pathologiques d'une
nature particulière, il existe des connexions incontestables. Mais il y a intérêt au point de vue nosographique et clinique à rapprocher les accidents
qui dépendent de la présence des nodules tuberculeux dans un parenchyme
de ceux qui manifestent la présence des produit caséeux ; anatomiquement,
au contraire, il est important de séparer ces deux ordres de productions de
nature élémentaire bien différente, et qui d'ailleurs peuvent exister d'une
façon indépendante les unes des autres, quoique à vrai dire leurs mani-
festations cliniques soient le plus souvent rapprochées. Encore maintenant,
les inflammations caséeuses sont souvent désignées sous le nom d'inflammations tuberculeuses ; c'est déjà un progrès, car il fut un temps où on les
désignait simplement sous le nom de tubercules. Les produits caséeux
qu'on observe dans le poumon, les ganglions, etc., étaient alors appelés tout
simplement matière tuberculeuse. C'était là la doctrine de *Laënnec*, doctrine
qui n'est pas aussi simple qu'on pourrait le supposer.

Laënnec considérait le tubercule comme un produit accidentel, et pour
lui la matière tuberculeuse était un produit non défini anatomiquement,
susceptible de se présenter sous deux états ou sous deux formes. Le premier

gique. Boyer, en 1825 (1), décrit l'engorgement chronique du testicule; Velpeau (2) croit à l'existence de deux espèces de tubercules, l'un celui de Laënnec et de Bayle l'autre, tubercule d'inflammation se rencontrant souvent dans l'épididyme. Vint enfin Ast. Cooper (1830) qui fait époque

état était l'état de matière grise, demi-transparente, à consistance ferme, un peu inférieure à celle du cartilage qu'elle rappelle légèrement par son aspect. Dans un deuxième état, la matière tuberculeuse est une substance jaune, plus dense, plus opaque, plus friable que la précédente, c'est la matière tuberculeuse crue. Enfin, un troisième état était celui de dissolution et de ramollissement de cette matière.

Telle était l'opinion générale de Laënnec, mais il y avait à faire des distinctions d'après les apparences. Lorsque la matière tuberculeuse se présente dans un organe, elle s'y présente sous deux formes :

1o Sous forme de petites masses arrondies du volume d'un grain de mil (si ce volume était dépassé, c'est que plusieurs petites masses s'étaient rassemblées ou agrégées). C'était là le tubercule miliaire qui pouvait se présenter aux deux périodes que nous avons mentionnées, ou à la phase d'infiltration grise, ou à la phase dans laquelle il est devenu jaune, friable et constitue le tubercule cru.

2o Sous forme d'infiltration dans laquelle une partie de l'organe, parfois considérable, était envahie. Cette infiltration diffuse s'observait aussi à deux périodes, infiltration grise demi-transparente et infiltration jaune.

Peut-être jamais Laënnec n'a-t-il vu le tubercule tel que nous le décrivons maintenant. Il semble l'avoir connu sous forme anormale, sous forme de granulation fibreuse, dite de Bayle qui n'est autre chose qu'un tubercule anormal vieilli. Il dit en effet que c'est une altération accidentelle et rare. Ce que Laënnec a décrit d'autre part sous le nom de tubercule, nous le connaissons sous le nom d'inflammation caséeuse, c'est-à-dire d'inflammation dont les produits subissent à une certaine période la métamorphose caséeuse. Ces produits, en effet, dans une première phase se présentent sous la forme d'une masse grise, demi-transparente ; dans une deuxième phase, ils deviennent jaunes et friables (tubercule cru); enfin, dans une troisième période, ils subissent un ramollissement et une dissolution qui précède leur élimination. Ceci correspond parfaitement à la description du tubercule de Laënnec. Pour nous donc (Charcot), l'histoire du tubercule, telle que l'avait créée cet auteur, est l'histoire de l'inflammation caséeuse. Lorsque Laënnec a décrit les modifications qui se produisent dans l'intérieur du poumon tuberculeux, il les attribue au tubercule. Pour nous, ce n'est pas le tubercule et par ce mot j'entends le tubercule par excellence, la granulation grise, qui est l'agent de destruction; c'est l'inflammation caséeuse.

(1) Traité de chirurgie.
(2) Thèse d'agrégation, 1824.

dans l'histoire de la caséification des organes génitaux.

Ast. Cooper décrit à part l'inflammation chronique simple du testicule et l'affection scrofuleuse de cet organe. Il ne prononce pas le mot de tubercule. La confusion qui existe entre les deux descriptions saute aux yeux des personnes qui le lisent sans parti pris. La distinction qu'il tente de faire n'est rien moins que nette; nous allons le prouver en peu de mots. Voici en effet ce qu'il appelle inflammation chronique simple : Début, induration et gonflement de l'épididyme, sans douleur ; peut atteindre ensuite le testicule ; légère hydrocèle ; pas d'altération de la santé générale ; l'affection est souvent double ; marche chronique, à la suite d'un traumatisme, poussée aiguë, qui cesse en quelques semaines ; répétition de ces attaques ; inflammation suppurative ; fluctuation obscure, ponction avec lancette ; pus épais et mal élaboré ; fistules ; quelquefois granulation et formation d'une tumeur granuleuse, non maligne ; altération de la santé générale par la suppuration ; à la coupe, infiltration de fibrine jaune ou lymphe coagulable dans le tissu cellulaire du testicule et de l'épididyme. Quelquefois les vésicules séminales sont atteintes. C'est, dit-il, une affection qui n'est pas purement locale, il faut une disposition constitutionnelle, elle existe chez les *scrofuleux*. La cause occasionnelle la plus fréquente est une maladie de l'urèthre.

Cette description n'est autre que celle de l'affection que nous décrivons aujourd'hui sous le nom d'épididymite caséeuse.

Voyons maintenant ce que le même auteur décrit sous le nom d'inflammation scrofuleuse du testicule.

Affection naissant dans le globulus major ou le globulus minor de l'épididyme ; le testicule se prend secondairement ; indolore ; ulcération ; sorte de pus mal élaboré ; formation de plusieurs abcès ; fistules ; l'autre épididyme se prend ; à la coupe, taches jaunes dans l'épididyme et quelquefois dans le testicule ; quelquefois tumeur granuleuse.

Cette affection, que Ast. Cooper décrit moins en détail que la précédente, offre aussi une ressemblance frappante avec notre épididymite caséeuse ; elle ne se différencie pas de l'inflammation simple chronique, c'est une seule et même maladie naissant chez des sujets plus ou moins scrofuleux, dans l'un comme dans l'autre cas. Aussi est-ce avec étonnement que l'on voit écrit (1) que Ast. Cooper a établi une distinction bien nette entre l'inflammation chronique du testicule et l'inflammation scrofuleuse. Après Ast. Cooper, Dupuytren décrivit le tubercule du testicule dans ses Leçons orales, mais il faut aller jusqu'à Curling pour voir la distinction bien établie, au moins théoriquement, entre l'orchite chronique et le tubercule du testicule. L'orchite chronique telle que la décrit Curling n'est qu'une vaste erreur d'interprétation. M. Gosselin lui-même le fait remarquer dans les notes qu'il a ajoutées à la traduction de cet auteur. En effet si Curling décrit parfois une affection qui pourrait recevoir le nom d'orchite chronique à cause de sa similitude avec notre épididymite caséeuse, il décrit tout aussi bien sous ce nom le testicule syphilitique, et ce qu'il appelle dans un autre article tubercule du testicule. Il confond les symptômes, et quant à l'anatomie pathologique, sur laquelle roule son diagnostic, il la fonde sur la naissance des tubercules dans les tubes séminifères ; opinion victorieusement battue en brèche par les beaux travaux de M. Villemin. Ainsi donc, pour nous résumer, nous avons, jusque et y compris Curling, trois périodes dans l'histoire de l'affection qui nous occupe ; la première qui va jusqu'à Ast. Cooper, dans laquelle toutes les affections chroniques du testicule et de l'épididyme étaient confondues ; la seconde où la description clinique de l'engorge-

(1) Nargaud. Thèse de Paris, 1873.

ment chronique du testicule est très-bien donnée par Ast. Cooper; la troisième où Curling prétend distinguer cliniquement et histologiquement le tubercule du testicule de l'orchite chronique.

Notre travail à pour but de montrer l'inanité de cette distinction, la caséification dans l'un et dans l'autre cas, et l'unité de lésion.

L'orchite syphilitique reste en dehors de notre cadre et se distingue facilement de l'épididymite caséeuse.

Notre tâche a été préparée. Velpeau fut le premier à montrer dans le testicule une sorte de faux tubercule inflammatoire. Vidal de Cassis 1851 (1) distingue des tumeurs chroniques du testicule qui paraissent tuberculeuses et qui n'ont pas la marche clinique du tubercule. A la même époque dans la discussion qui eut lieu à la Société de chirurgie, Velpeau disait que l'histoire des tubercules testiculaires est encore à l'état d'ébauche et qu'il faut bien observer avant d'affirmer quoi que ce soit (2). Les thèses de Dufour 1854, Bauchet 1857, Hardy 1860, Després 1861, Cartier et Hunin 1866 ont laissé la question où elle en était, sauf de bonnes observations cliniques qui séparent de plus en plus l'affection de la diathèse tuberculeuse; récemment encore la thèse de Barnier 1873 et le chapitre sarcocèle tuberculeux de la clinique de M. Gosselin ne font pas mention de nouvelles interprétations étiologiques de la suppuration testiculaire. La clinique suivante de M. Richet, inédite, que nous avons rédigée sur des notes prises par nous à son cours, pose et résout nettement la question.

(1) Traité de pathologie ext. et de médecine opératoire.

(2) Roux, dans le dictionnaire en 30, dit que l'orchite chronique non tuberculeuse est rare, que, du reste, elle prédispose au tubercule. Il ne paraît pas bien sûr de les distinguer l'un de l'autre.

Hôtel-Dieu. — Clinique chirurgicale de M. le professeur Richet, recueillie
et rédigée par L. Mougin, externe du service.
(Clinique du 4 mars 1873.)

Messieurs, vous m'avez vu samedi dernier opérer de la castration un malade du n° 5 de la salle Sainte-Marthe, pour une suppuration de l'épididyme et du testicule; vous vous rappelez sans doute que j'ai fait l'opération dans des conditions analogues à celle que je pratiquai au n° 32 de la même salle, le mois dernier. Nous allons examiner ensemble les pièces d'anatomie pathologique des deux malades. L'opéré du mois de janvier dernier est un maçon, âgé de 45 ans, qui était depuis longtemps déjà dans les salles. Son testicule s'était gonflé tout à coup sans causes connues; M. Le Dentu avait ponctionné une très-légère hydrocèle qui compliquait son affection, et depuis ce temps la piqûre suppurait, fournissant un pus grumeleux et mal lié; en outre, une fistule nouvelle s'était créée spontanément.

La pièce, examinée à l'état frais, montre que les fistules venaient de l'épididyme; il existait un énorme foyer dans la tête de cet organe. Quant au testicule, il y avait, dans un ou deux cônes, des points purulents à noyaux blanchâtres, opaques, ramollis par place. Le cordon était sain. Qu'est-ce donc que ce pus? C'est le pus des vieux abcès, des vieilles suppurations; les globules de pus intacts sont rares; ils sont surtout déchiquetés sur leurs bords, on y rencontre beaucoup de globules pyoïdes et des granulations graisseuses en abondance, plus qu'il n'en existe ordinairement dans le pus phlegmoneux. La tunique vaginale ponctionnée, contenait un sérum louche; elle était adhérente, par points, à la peau du scrotum et était tachetée de quelques granulations grises. Dans divers autres points de l'épididyme, on trouvait un pus phymatoïde, cru, granulo-graisseux.

Dans le testicule que nous avons enlevé samedi dernier, il y avait également deux fistules, toutes deux communiquaient avec l'épididyme.

Il y avait un vaste foyer dans la tête de cet organe, qui contenait un pus verdâtre, abondant, assez bien lié; les parois étaient épaissies, irrégulières, anfractueuses. Aux environs de la petite fistule antérieure, il y avait du pus concret qui, à la coupe, ressemblait à de la pulpe de marron d'Inde.

Il existait, du reste, des foyers multiples dans tout l'épididyme. Dans le testicule il y a aussi des points de suppuration, qui font saillie sur une coupe.

Si l'on interroge la grande majorité des chirurgiens sur la nature de cette affection, ils répondent unanimement que c'est du tubercule du testicule.

Cependant, il y a une distinction à faire, c'est plutôt une suppuration épididymaire. C'est une suppuration chronique, analogue à celle qui existe souvent dans les ganglions du cou.

Avant Ast. Cooper, on donnait à cette affection la vague dénomination de sarcocèle; cet auteur dit, dans son Traité des maladies du testicule, que c'est du tubercule.

Des raisons, tirées de l'anatomie et de la physiologie pathologiques ainsi que de la clinique, combattent cette opinion.

Il y a des organes où les suppurations chroniques marchent de cette manière; dans les os, dans les ganglions lymphatiques, dans les affections articulaires, les choses se passent ainsi. Dans les ganglions du cou des jeunes gens scrofuleux, qui ont eu des ophthalmies et des croûtes dans la tête, on trouve cette matière dure que l'on rencontre dans l'épididyme; si on les laisse suppurer indéfiniment sans les enlever, une tuberculisation générale peut apparaître. La marche peut être la même dans les abcès des os chez les scrofuleux, et dans l'altération du tissu cellulaire des synovites scrofuleuses, mais c'est l'exception.

La micrographie n'a rien donné à la clinique qui pût servir à distinguer le pus scrofuleux du pus tuberculeux. Lebert avait cru trouver la caractéristique du pus tuberculeux, il s'était trompé; bien d'autres l'ont tenté après lui, mais sans plus de succès. M. Hérard, qui a publié sur la tuberculose un travail remarquable, nous disait encore tout récemment qu'il ne connaissait rien qui caractérisât le pus tuberculeux. Les granulations graisseuses se trouvent dans tous les vieux abcès, et le tubercule cru ressemble à s'y méprendre aux productions phymatoïdes. C'est par suite de cette confusion que l'on a cru si longtemps aux tubercules des os.

La physiologie pathologique n'a pas été plus heureuse. M. Villemin a pensé, par des inoculations, trouver la pierre de touche qui ferait reconnaître le tubercule; mais des expériences contradictoires ont bientôt démontré que ce n'était pas là un critérium certain. Nous-même, à l'hôpital des Cliniques, nous avons institué des expériences, inoculant alternativement à des lapins du pus ordinaire et du pus tuberculeux. Tous les lapins sont devenus *follement tuberculeux*, suivant l'expression de M. Béhier, Des inoculations d'huile, des injections de leur propre graisse, ont produit chez eux la tuberculisation.

Il ne nous reste donc plus que les signes cliniques. Mais la clinique a déclaré, il y a longtemps, que l'affection connue sous le nom de tubercule du testicule ne se comportait pas comme du véritable tubercule.

La loi de M. Louis a fait voir que le tubercule du testicule ne se généralisait pas. Il se propage, il est vrai, aux autres voies spermatiques, et c'est une objection que font ceux qui croient à la nature tuberculeuse du pus caséeux; M. Brouardel est de ce nombre. Mais, est-ce donc la seule affection qui se propage; ne voit-on pas la blennorrhagie donner lieu à des abcès de la prostate, de l'épididyme et du testicule ?

On voit se propager les affections traumatiques elles-mêmes, et le simple passage d'une sonde dans le canal donner lieu à une épididymite, à une orchite et même à une affection des reins.

On a dit que le tubercule du testicule avait une influence fâcheuse sur le reste de l'économie ; personne ne l'a nié ; mais toutes les suppurations ont un résultat identique.

Toutes les suppurations chroniques sont une cause d'abcès pulmonaires, et si l'on lit le travail sur les suppurations scrofuleuses du genou, que nous avons publié dans le tome XVII des Mémoires de l'Académie de médecine, on verra la suppuration pulmonaire arriver fréquemment et être suivie de la mort dans le marasme. Nous ne nions pas que le tubercule ne puisse se rencontrer au testicule comme on le trouve dans toutes les parties du corps, mais il doit y être très-rare, relativement à la fréquence de l'affection dont nous faisons l'histoire.

A quoi donc avons-nous affaire, si ce n'est pas à du tubercule ? Le canal de l'urèthre est le point de départ de la maladie. Les vieilles blennorrhagies siégent à la région membraneuse et prostatique du canal, car le pus y séjourne dans l'utricule, les injections ne l'atteignent pas et l'ouverture des conduits éjaculateurs le laisse pénétrer. On le fait sortir facilement en pressant sur la prostate ; nous y avons trouvé des cristaux d'urate de soude. L'irritation se propage aux vésicules séminales, à la prostate, à l'épididyme et au testicule. Récemment encore, nous avions un exemple de cette affection sur un malade qui venait nous consulter, croyant avoir un double cancer de l'épididyme. Or, le cancer n'est jamais double, et nous le rassurâmes immédiatement, et après un examen complet, suivi du toucher rectal, qui, par la pression sur la prostate, fit sortir du pus par le méat, nous vîmes qu'il avait une vieille blennorrhagie et un léger rétrécissement. Le séjour du pus en arrière de ce rétrécissement avait déterminé le gonflement des deux épididymes. La résolution survint en deux ou trois mois par la dilatation du rétrécissement, et quelques injections que prit le malade.

Il faut néanmoins une prédisposition pour que l'affection aille jusqu'à la suppuration ; le lymphatisme, la scrofule y prédisposent ; la masturbation, les froissements et les coups sont souvent les causes occasionnelles.

La marche clinique diffère de celle du tubercule vrai. C'est souvent chez des individus bien portants que l'on voit naître le gonflement de l'épididyme. Le malade couché au n° 59 de la salle Sainte-Marthe en offre un exemple. C'est un ancien soldat qui est maintenant garçon de café, de bonne constitution ; il y a un mois, il s'aperçut d'un léger engorgement aigu du testicule ; aujourd'hui, il a, d'un seul côté, un engorgement épididymaire, le cordon gros comme le petit doigt, la vésicule séminale correspondante et un lobe de la prostate injectés comme avec du suif. Il n'est pas tuberculeux. La suppuration ne tarderait pas à arriver si l'on n'arrêtait la marche de l'affection.

A l'hôpital des Cliniques, nous avons eu dans nos salles un cuisinier qui portait onze fistules ; un abcès de la vésicule séminale s'ouvrit dans la vessie et le rectum, et le malade guérit cependant sans tuberculisation générale.

Le pronostic de ces suppurations de l'épididyme n'est pas grave si elles sont prises à temps ; les phénomènes pulmonaires qui sont apparus peuvent même se dissiper. Nous en avons beaucoup d'exemples ; la même chose arrive dans toutes les suppurations chroniques. Le cas d'une jeune fille dont l'articulation tibio-tarsienne suppurait depuis longtemps, dans les poumons de laquelle Andral et Royer avait diagnostiqué des tubercules, et qui guérit à la suite de l'amputation que fit Velpeau, en est un exemple fameux.

Le traitement consiste surtout dans les soins à donner au canal de l'urèthre ; il faut dilater les rétrécissements, détruire la suppuration ; et, si le testicule suppure, ne pas hésiter à pratiquer la castration qui n'est pas grave dans ces cas. L'abrasion, que proposait timidement Malgaigne, est une opération incomplète et inutile, qui laisse le foyer du mal et qui ménage inutilement un organe qui ne sert plus à rien qu'à épuiser le malade.

Nous publions, dans notre thèse, les observations des malades des n° 35 et 5 de la salle Sainte-Marthe, que M. Richet a opérés de la castration et qui sont tous les deux sortis guéris de l'hôpital. Nous donnons, en outre, à l'article *Traitement*, les développements que M. Richet enseignait à la Clinique en faisant l'histoire de ces malades, et des moyens à employer pour obtenir leur guérison.

Les idées émises par M. Richet dans cette clinique sont faciles à démontrer. Les histologistes modernes paraissent tous s'entendre pour donner au clinicien des arguments qui prouvent que l'on ne peut affirmer la présence du tubercule dans le testicule. La véritable granulation miliaire ne s'y trouve pas, la granulation fibreuse comme l'a montré Virchow n'est pas tuberculeuse. Quant à l'infiltration tuberculeuse ce n'est qu'une régression caséeuse de produits inflammatoires infiltrés ; nous le démontrerons au chapitre de l'anatomie pathologique. Il se passe pour le testicule ce qui se passe pour les ganglions du cou. « Dans bon nombre de cas, disent MM. Cornil et Ranvier (1), le diagnostic différentiel entre un ganglion tuberculeux et un ganglion scrofuleux est impossible. » M. Thaon, dans son travail récent sur la tuberculose (2), s'exprime ainsi : « Les auteurs qui sont peut-être les plus sages sont ceux qui renonçant à trouver des différences bien nettes entre

(1) Manuel d'hist. path., 2ᵉ part., 1873, p. 596.
(2) Thaon, 1873, Recherches sur l'anatomie pathologique du tubercule.

la scrofule et la tuberculose n'admettent pas de séparation entre ces deux états pathologiques. Ainsi pour les ganglions comme pour les poumons on a commencé par aborder les questions si difficiles, si complexes, de la nature des lésions, avant d'avoir nettement donné les caractères anatomiques de ces lésions. Nous nous abstiendrons de toute discussion sur la nature scrofuleuse et tuberculeuse des altérations ganglionnaires, persuadé que les éléments qui autorisent une semblable division n'existent pas encore dans la science. » Pour nous, tirant parti de cette sage conduite, quand nous avons affaire comme ici à une inflammation caséeuse, quelque rapport éloigné qu'elle puisse avoir avec la tuberculose, comme cette dernière n'est pas démontrée, nous pensons que le nom de tuberculeuse ne doit plus être donné à l'affection qui nous occupe. En le faisant, on ôterait à cette maladie le caractère précis qui lui sera désormais attaché.

Nous voyons en elle une même entité morbide, qui peut varier dans ses formes cliniques, mais qui n'est autre chose qu'une caséification des organes génitaux, se terminant souvent par la fièvre hectique, coïncidant parfois avec la tuberculose pulmonaire et la phthisie caséeuse, y prédisposant, siégeant plus souvent dans l'épididyme qu'ailleurs, et que nous avons appelée pour cela épididymite caséeuse.

GENÈSE ET ÉTIOLOGIE.

L'épididymite caséeuse est une affection fréquente ; elle est la cause la plus ordinaire des tumeurs du testicule. La fonte caséeuse de l'épididyme peut être due à des causes multiples. Pour les apprécier il faut déterminer l'importance dans chaque cas particulier de la cause générale prédisposante et de la cause locale occasionnelle. Ces deux éléments se rencontrent souvent dans la genèse de l'affection qui nous occupe. Tantôt c'est un scrofuleux qui sous l'influence d'un simple excès vénérien voit son épididyme s'enflammer et des noyaux de caséification apparaître, comme à la suite de la plus légère affection du cuir chevelu on observerait le ramollissement caséeux des ganglions du cou. Tantôt c'est un homme d'une constitution robuste qui voit naître le gonflement de son épididyme à la suite d'une longue suppuration de la région prostatique du canal de l'urèthre. Dans le premier cas, c'est la cause locale qui est minime; dans le second, c'est la cause générale que l'on ne parvient pas à découvrir. C'est cependant la même affection qui selon l'état général du sujet naît avec la plus grande facilité ou a besoin pour apparaître d'une action constante et d'une durée relativement longue.

Sous l'influence du même état général d'opportunité morbide, il peut naître une épididymite également caséeuse, mais qui est produite par la métamorphose caséeuse (1), au milieu d'une lésion primitivement aiguë,

(1) Dans le cours inédit que fait M. Charcot en ce moment à la Faculté de Paris, cet anatomo-pathologiste a établi la différence bien nette qui existe entre la métamorphose granulo-graisseuse et la métamorphose caséeuse. Il s'est exprimé à peu près en ces termes : La métamorphose graisseuse est une terminaison favorable de l'inflammation; tout est absorbé et disparaît finalement. La métamorphose caséeuse est, au contraire, une terminaison anormale et regrettable. C'est bien une sorte de transformation graisseuse, mais dans le cas de métamorphose graisseuse véritable il reste un liquide dans lequel baignent les éléments qui s'y dissocient et s'y émulsionnent, tandis que dans la transformation caséeuse il n'y a pas de liquide interposé entre les éléments. Les cellules se dessèchent, se ratatinent et forment une sorte de magma. Ce point est excessivement important dans l'histoire de l'inflammation. Les produits caséeux ont été regardés longtemps comme une production particulière. Il est évident que les produits tuberculeux subissent souvent la transformation caséeuse; mais on ne doit pas dire que cette transformation leur soit spéciale. L'abcès phlegmoneux pur peut la subir. Tous les amas cellulaires formés en dehors de l'inflammation peuvent la subir également. Le produit caséeux, pour nous, est donc un produit banal qui n'a rien de commun avec la tuberculisation. Ordinairement l'inflammation caséeuse est primitivement chronique, cependant elle peut perdre au débu

franchement inflammatoire. Les produits d'inflammation au lieu de se résorber rapidement subissent la dégénérescence graisseuse et deviennent caséeux. On leur donne ce nom parce qu'ils ressemblent à des fragments de caséum condensé et devenu jaunâtre par dessiccation (Jaccoud).

Cette triple genèse dont nous allons tout à l'heure rechercher les causes prochaines ne correspond qu'à un double processus symptomatique. L'invasion insidieuse est commune aux deux premières formes, l'invasion aiguë est le propre de la dernière. Aussi dans l'étude clinique qui doit être notre point de départ comme notre but final aurons-nous à parler de l'épididymite caséeuse à invasion chronique et de l'épididymite caséeuse à invasion aiguë, tout en tenant compte du caractère complexe des faits cliniques qui se présentent rarement avec la netteté que leur assigne la théorie.

Les causes générales qui prédisposent à l'épididymite caséeuse sont de plusieurs sortes. La scrofule est la cause la plus fréquente ; la tuberculose, une maladie aiguë antérieure, la fièvre typhoïde par exemple, ont parfois été notées. Toutes les causes de dépression de l'organisme, des fatigues excessives, des chagrins, des suppurations prolongées, un catarrhe chronique du poumon, en un mot toutes les causes qui peuvent produire l'état de misère physiologique ont souvent prédisposé à la dégénération caséeuse.

les caractères d'une inflammation aiguë. Dans les débuts, elle ne diffère en rien des inflammations vulgaires communes ; voici pourtant un caractère particulier de l'inflammation caséeuse. Il est très-rare au début de lui voir prendre la forme fibrineuse ou exsudative. Elle prend presque toujours la forme proliférative. Il y a en effet à distinguer l'inflammation fibrineuse du poumon de l'inflammation catarrhale qui est le plus souvent le point de départ des produits caséeux. Il ne faudrait cependant pas fausser les faits ; il est très-rare que la forme inflammatoire par laquelle débute l'affection se trouve à l'état de pureté.

Les causes locales résident surtout dans les affections inflammatoires aiguës et chroniques du canal de l'urèthre et de la prostate. Les blennorrhagies. les suppurations, suites de rétrécissement, les abcès de la prostate sont les causes les plus communes. La station debout, le traumatisme, les fatigues locales comme les excès vénériens, la masturbation, les excitations vénériennes (1), se rencontrent comme causes occasionnelles. La présence d'une bougie dans le canal peut faire naître cette affection (obs. n° 8). Dans tous ces cas, c'est surtout par sympathie que les lésions se produisent ; parfois cependant on peut invoquer l'inflammation par propagation ou par l'irritation que causent les produits septiques en s'introduisant dans le canal de l'épididyme (2). L'irritation qui se produit sur l'origine des canaux éjaculateurs dans l'uréthrite prostatique chronique peut causer une inflammation sympatique sur la queue de l'épididyme, comme une excitation mécanique du rectum produit l'irritation sympathique de l'intestin grêle. « Ne voyons-nous pas tous les jours, dit M. Hardy (3), la sécrétion des glandes salivaires être augmentée par suite d'une simple irritation du canal sécréteur? les ganglions lymphatiques de l'aine se tuméfier et même suppurer à la suite d'une écorchure légère des orteils sans qu'on observe aucune trace d'inflammation sur les lymphatiques intermédiaires? L'adénopathie inguinale dans le chancre de la verge ne survient-elle pas de la même manière?

« Enfin les foyers purulents que nous voyons se former

(1) Quand les désirs sont très-fortement excités sans pouvoir être satisfaits, l'épididyme et les testicules sont dans la même condition que les mamelles douloureuses et gonflées au commencement de la lactation ou du sevrage (Curling). La sécrétion du sperme, lorsque l'épididyme est oblitéré, est une cause irritante.

(2) Les parcelles irritantes peuvent remonter vers l'épididyme sans laisser de trace de leur passage dans le conduit excréteur du sperme (Velpeau).

(3) Thèse inaugurale.

çà et là dans l'angioleucite sans traînées intermédiaires, ne sont-elles pas encore des exemples d'inflammation par sympathie ? »

Le terrain différent règle le mode de production de l'affection ; la quantité d'irritation productrice est en raison inverse de la qualité de ce terrain.

Sur un homme d'une bonne constitution il faudra une suppuration du canal d'une longue durée pour produire l'affection, tandis qu'elle naîtra sous l'influence du moindre écoulement sur un malade scrofuleux.

Tout processus inflammatoire peut donc être une cause déterminante ; ne voit-on pas la caséification fréquente à la suite d'épididymite et d'orchite blennorrhagique. De même M. Brouardel a fait la remarque intéressante que chez la plupart des femmes atteintes de caséification génitale on a constaté, à titre de manifestation antérieure, des accidents inflammatoires puerpéraux ou autres du côté de la cavité pelvienne. Voici une observation que nous puisons dans la thèse de M. Hardy et qui montre un bel exemple d'épididymite caséeuse née à la suite d'une épididymite aiguë blennorrhagique. Elle est, du reste, semblable à celles dont a parlé M. Fournier (1).

OBSERVATION I.

Adolphe V..., 23 ans, peintre, d'un tempérament lymphatique, d'une constitution médiocre, est entré le 23 mars 1860 à l'hôpital du Midi.

Ce jeune homme vient se faire soigner d'un double sarcocèle tuberculeux.

Les bosselures occupent particulièrement la queue des épididymes, mais tout l'organe est augmenté de volume et plus dur qu'à l'état normal : *les deux testicules sont sains*; les canaux déférents sont volumineux et en chapelets; la prostate et les vésicules séminales sont tuméfiées. Cette maladie a commencé il y a trois mois des deux côtés à la fois. Le malade avait eu une blennorrhagie il y a cinq mois, et six se-

____

(1) Nouveau dictionnaire de Jaccoud.

maines après l'apparition de l'écoulement uréthral avait été pris d'une double épididymite qui ne s'est jamais complètement guérie. Il était resté au côté gauche un noyau induré du volume d'un pois, qui a augmenté lentement depuis cette époque et est arrivé sans causes, sans douleur, à produire les lésions que nous constatons aujourd'hui. Du côté droit l'induration était plus considérable, plus irrégulière et a suivi la même marche. Le malade assure qu'avant sa blennorrhagie il n'avait jamais eu de tumeur du testicule; que les deux organes avaient le même volume et la même consistance.

L'épididymite caséeuse se rencontre à tous les âges (1), mais c'est surtout à l'âge de leur fonctionnement que les organes génitaux deviennent caséeux (Brouardel); rare avant la puberté, elle est fréquente de 20 à 30 ans (2); elle se rencontre souvent aussi chez les vieillards, car les altérations primitives de la prostate en sont une cause fréquente.

L'observation suivante, que nous publions en résumé, est un exemple d'épididymite caséeuse secondaire à une affection prostatique. Le même cas se retrouve dans l'observation n° 16 de notre thèse.

OBSERVATION II.

Blennorrhagie. — Abcès de la prostate. — Epididymite caséeuse consécutive.
Observation inédite communiquée par M. Desmarest.

Le nommé E. Jacques, tailleur de pierres, âgé de 64 ans, est entré le 2 juin 1871 à l'hôpital de la Croix-Rousse (service de M. Laroyenne, Saint-Eucher, n° 16).

Ce malade est d'une santé robuste; il y a dix ans il eut pendant trois mois une uréthrite blennorrhagique. D'après les renseignements qu'il fournit, il y a quatre ans qu'il eut une prostatite suppurée. L'ouverture de l'abcès se fit à la fois dans le rectum et dans le canal de l'urèthre. A la suite de cet abcès il eut une épididymite droite avec hydrocèle; on pratiqua une ponction qui fut suivie d'un abcès de la vaginale pour lequel

____

(1) Hunin, thèse de Paris, 1866, cite deux cas d'engorgement caséeux des organes spermatiques chez un enfant de 3 ans et chez un enfant de 5 (service de M. Giralds).

(2) Dans l'armée, elle est un cas fréquent de réforme...

M. Ollier le traita à l'Hôtel-Dieu de Lyon par l'incision de la vaginale.
Il sortit guéri au bout de sept semaines. Il y a un mois l'épididyme
gauche commença à s'enflammer ; la lésion fut accrue par une contusion accidentelle du testicule. Actuellement l'épididyme est volumineux, dur, bosselé, il y a légère hydrocèle concomitante... L'application de cataplasme améliore l'état local ; l'état général est bon, l'épididyme diminue. Le 20 juin le malade va beaucoup mieux, l'épididymite
et l'hydrocèle sont beaucoup diminuées. Le malade sort mais gardant
dans son épididyme des produits de caséification qui suppureront
peut-être un jour ou l'autre.

Cette observation confirme notre opinion ; elle montre
que ce qu'on appelle épididymite et orchite tuberculeuse
n'est le plus souvent qu'une inflammation locale par
propagation ou par produits septiques provenant de la
prostate et de la région prostatique de l'urèthre, quelles que
soient les causes qui ont produit ces affections primitives.

L'observation suivante en est une nouvelle preuve.

OBSERVATION III.

Dans le numéro du *Lyon médical* du 16 mars 1872, M. le Dr Achille
Dron, chirurgien en chef de l'hôpital de l'Antiquaille, publie une observation de suppuration du testicule, sur un malade auquel il fit
l'uréthrotomie externe. Voici cette observation :

, Un homme de 38 ans, exerçant la profession de boulanger, entra à
l'Antiquaille le 2 février 1870 pour se faire traiter d'un rétrécissement
du canal de l'urèthre. Il nous raconta que deux ans auparavant, sonpé-
rinée avait été fortement contus dans une chute sur l'angle d'une
table.

Il avait en ce moment une blennorrhagie déjà ancienne à l'état *sub-
aigu*. La contusion amena de la douleur et du gonflement dans la
région. L'émission de l'urine fut gênée, mais il n'y eut pas de rétention ;
puis les symptômes extérieurs de la contusion disparurent; mais la difficulté dans la miction ne fit qu'augmenter. Le jet devint de plus en plus
mince, tortillé, interrompu. Enfin, quatre mois après la contusion, une
tumeur douloureuse se montra au périnée, s'abcéda, et plusieurs fistules donnèrent issue à l'urine. Le malade se borna à faire un traitement émollient, consistant en tisanes et cataplasmes. Pendant un an
et demi. il supporta son état morbide en continuant même à travailler,

quand à la fin de l'année 1869, il remarqua que son testicule gauche se tuméfiait et devenait plus sensible.

En janvier 1870, ce testicule enflammé s'abcéda à son tour et alors le malade se décida à entrer à l'hôpital.

Cet homme était faible, amaigri. Il présentait au périnée quatre ouvertures fistuleuses, deux près du raphé, les autres s'ouvrant, l'une à la limite du scrotum, la seconde en dehors, à gauche. Ces ouvertures fistuleuses étaient entourées de tissus cicatriciels et fongueux.

Elles donnaient issue à la totalité de l'urine.

Il ne sortait par le méat qu'un suintement purulent. Le scrotum présentait à gauche en avant deux ulcérations assez larges, séparées par une petite bande de peau. Le stylet qu'on y introduisait pénétrait dans l'intérieur du testicule et passait de l'une à l'autre. Mais il n'y avait aucune communication avec les fistules urinaires. L'épididyme gauche était engorgé. Le cordon ne paraissait pas atteint. Les organes digestifs étaient en bon état, l'auscultation ne démontra rien d'anormal dans la poitrine.

Une bougie introduite dans le canal, sans tiraillement du pénis, rencontra, à 14 centimètres, un obstacle qu'elle ne put franchir.

Le malade était donc atteint d'un rétrécissement de l'urèthre dans la région membraneuse. suite d'une contusion ayant frappé un canal où siégeait déjà une inflammation chronique...

De plus orchite chronique suppurée à gauche, probablement de nature tuberculeuse. (Tentatives inutiles, pendant 2 mois pour franchir le rétrécissement.) Pendant ce temps malgré des pansements modificateurs, l'orchite suppurée ne montrait pas de tendance à la cicatrisation.

L'iodure de potassium donné au malade, quoiqu'il n'eût avoué aucun antécédent syphilitique, n'avait pas amené de changement favorable, je résolus, une fois le canal ouvert, de modifier par l'application du fer rouge les tissus malades du périnée, en même temps que je cautériserais énergiquement le testicule lésé.

Uréthrotomie. — Cautérisation des fistules du périnée.

On éteint deux cautères dans la caverne testiculaire (31 mars 1870).

Ici nous laissons de côté tout ce qui a rapport au traitement du rétrécissement dont il guérit (21 mai).

9 mai. Le testicule a diminué considérablement et la cavité s'est rétrécie.

Le 21, quand le malade quitte l'Antiquaille, urinant facilement, l'ulcération du scrotum, large comme une pièce d'un franc, est toujours profonde. Le testicule, ou ce qu'il en reste, n'a que le volume ordinaire de cet organe ; mais l'épididyme est tuméfié.

3 juin 1871. Plus d'un an après, il est débile et très-amaigri. Il ne

peut plus travailler parce que son testicule n'est pas guéri. L'ulcération s'est, en effet, agrandie en largeur ; en profondeur elle paraît aller jus- qu'à l'épididyme ; le canal déférent, augmenté de volume est monili- forme. L'état des vésicules séminales et de la prostate n'a pas été con- staté par le toucher rectal.

En juillet, violente diarrhée qui ne cède à aucun traitement.

En même temps les urines devenaient rares.

Le malade, parvenu au dernier degré de l'émaciation et du marasme, succomba le 6 août 1871. A l'autopsie, nous trouvâmes que la matière caséeuse développée dans le testicule et l'épididyme s'était propagée dans le canal déférent et les vésicules séminales et avait gagné la prostate.

L'abcès de cette glande s'était ouvert à la fois dans le rectum et le canal, et l'urine, à sa sortie de la vessie, s'engouffrait dans une large fistule située au niveau du verumontanum ; de là cette prétendue diar- rhée incoercible.

Il n'y avait probablement pas de tubercules dans les poumons, l'au- topsie n'en parle pas. Mais y en eût-il, leur développement dans ce cas eût été secondaire à la suppuration testiculaire.

ANATOMIE PATHOLOGIQUE (1). NATURE DES PRODUITS (2).

La coupe d'un épididyme caséeux varie d'aspect aux diverses périodes de la maladie ; la coupe du testicule faite

(1) Lebert, Atlas d'anatomie pathologique. — Cruveilhier, Anat. path. — Velpeau. — Curling. — Aug. Bérard. — Bayle. — Thaon, 1873, Re- cherches sur l'anatomie path. du tubercule. — Lebert, Traité des mala- dies scrofuleuses et tuberculeuses. — Rillet et Barthez, Traité des mala- dies des enfants. — Kuhn, Gaz. méd., 1834. — Rochoux, Arch. de méd., 1843. — Addison, London med. gaz., 1842. — Mandl, Arch. de méd., 1835. — Henle. — Gerber. — Vogel. Czermak. — Schrœder Van der Kolk. — Wedel. — Robin. — Cornil et Ranvier. — Virchow, Path. cellulaire, tra- duite par Picard, 1861. — Lebert, Compte-rendu hebdomadaire des séances de l'Académie de médecine, 4 mars 1824. — Joseph Frank, t. IV, p. 228, Ed. de l'Encyclopédie, 1840. — Bayle, Recherches sur la phthisie pulmo- naire, Paris, 1810, in-8. — Laënnec, Dict. des sciences médicales, article Anatomie pathol., t. II, p. 2. — Ch.-A. Louis, Recherches anatomo-pa- thologiques sur la phthisie, 1825. — Andral, Clinique médicale, t. III, 1re édit. — Charcot, Cours inédit à la Faculté de Paris, 1873.

(2) Nous n'avons pas l'intention d'ouvrir une discussion étendue sur la nature des produits caséeux. L'observation clinique nous a montré la nature de l'affection ; nous avons ensuite trouvé dans les écrits d'anatomie patho- logique de Broussais, Andral, Cruveilhier, Bouillaud, Reinhart, l'explica-

en même temps varie plus encore. Il est rare d'observer
anatomiquement le début de l'affection, les malades ne
consultent guère le chirurgien à ce moment, et du reste la
castration n'étant pas encore indiquée, il faudrait une mort
accidentelle pour qu'il fût donné d'observer les lésions.
Mais si l'apparition des produits s'observe rarement, on
rencontre souvent la production caséeuse bornée à l'épididyme et peu avancée dans cet organe. A cette époque le
cas le plus fréquent est de trouver l'épididyme envahi en
totalité par la production caséeuse, tandis que le testicule
coiffé par l'épididyme malade paraît sain, quoique plus petit
et moins consistant qu'à l'état normal. La figure 25 de
Curling en offre un exemple (1). Il n'est pas rare que les
masses caséeuses de la queue et de la tête soient au même
degré ; elles se présentent à la coupe comme de la pulpe de
marron cru plus ou moins jaune. Lorsque le ramollissement existe en un point, c'est indifféremment par la tête
ou par la queue de l'épididyme qu'il commence. Mes
observations personnelles et celles que j'ai recueillies le
montrent aussi fréquent dans le forceps minor que dans
la tête, contrairement au dire des auteurs pour qui le
tubercule jaune cru siégerait spécialement dans la tête, ce
qui en ferait un caractère de diagnostic d'avec l'épididymite
chronique. A ce sujet il n'y a du reste aucune loi générale,
c'est en vain que les auteurs ont cru en établir. Il ne saurait y en avoir puisqu'il n'y a pas dualité morbide comme
nous le démontrerons. Curling lui-même parlant du tubercule n'est pas aussi absolu qu'on l'a été après lui (Nélaton,

tion des faits cliniques. Nous nous sommes emparé de leur opinion, et
surtout des idées de Virchow, avec lequel nous nous croyons autorisé à n'appeler tubercule que la granulation miliaire grise et ses transformations, ce
que M. Charcot appelle le *tubercule par excellence*.

(1) Nous croyons instructif de faire remarquer que, dans la première édition de l'ouvrage cette figure existait à l'article Orchite chronique, et que,
dans la seconde, elle est placée sous la rubrique d'affection tuberculeuse.
C'est le Dr Clark qui, le microscope en main, en a décidé ainsi.

Pathol. ext.). Il dit que les produits tuberculeux peuvent
se développer par exemple sur tous les points de l'épididyme, mais qu'ils se montrent plus souvent sur la tête
qu'ailleurs. M. Peter va plus loin : appliquant la loi générale qu'il a posée, d'après laquelle à un minimum de texture, associée à un minimum de fonctionnement, et à
un maximum de vascularité apparente, correspond au
maximum de tuberculisation, il dit que la queue de l'épididyme s'enflamme tandis que la tête se tuberculise. Mais
il oublie que la différence de texture, de fonctionnement et
de vascularité entre la tête et la queue de l'épididyme n'est
pas assez grande pour autoriser des idées aussi arrêtées.
Dufour, a montré que sur dix-huit testicules affectés, sept
fois l'épididyme était pris en entier, cinq fois la queue
seule et six fois la tête. Du reste, nous avons sur ce point
les idées que M. Salleron a si bien exprimées dans le passage suivant (1) : « D'après les faits assez nombreux que
j'ai observés, je ne puis admettre comme caractère distinctif entre l'engorgement tuberculeux et l'engorgement
blennorrhagique, que les tubercules de l'épididyme com-
mencent le plus souvent par la tête de cet organe; car,
sur plusieurs malades la tumeur n'occupait que la queue
de l'épididyme et la partie inférieure du corps. Sur beaucoup d'autres à leur entrée à l'hôpital la tumeur occupait
toute la longueur de l'épididyme et les malades ne pou-
vaient donner aucun renseignement précis sur le siége des
tubercules à leur début.

Je crains bien que ce caractère prétendu distinctif, donné
par les auteurs, pour éviter la confusion entre l'épididymite tuberculeuse et l'épididymite blennorrhagique
(orchite chronique de Curling), ne soit une affaire de
raisonnement plutôt que d'observation clinique, parce
qu'on suppose que, dans le premier cas, l'affection s'étend

(1) Archives de médecine, juillet 1869.

du testicule à l'épididyme, tandis que dans le second, elle se propage de l'épididyme au testicule. »

Au ramollissement des produits caséeux succède une élimination rapide et l'on trouve une caverne à la place qu'occupait le noyau éliminé.

La caverne se rétrécit le plus souvent et est remplacée par une fistule bientôt tapissée par une membrane pyogénique qui sécrète tantôt un pus liquide, tantôt une humeur presque transparente. Mais avant que la fistule soit ainsi établie, il est sorti par l'ouverture cutanée une grande quantité de pus caséeux, grumeleux, mal lié (1). La cavité persiste parfois et on la rencontre surtout à la coupe dans la tête et dans la queue de l'épididyme ; elle peut s'accroître par la fonte progressive des produits caséeux environnants.

Cependant les fonctions testiculaires se ralentissent, car les produits de sécrétion ne peuvent plus s'éliminer ; des tractus fibreux (inflammation scléreuse) visibles à l'œil nu, remplacent peu à peu les tubes testiculaires devenus granuleux et fragiles. Les produits caséeux naissent au milieu de cette sclérose testiculaire. Ils siégent surtout vers le rete testis.

Le caseum peut produire dans certains cas la dégénération glandulaire, mais souvent il est secondaire à l'altération des tubes.

Des abcès, des cavernes et des trajets fistuleux ; ainsi se résume l'anatomie pathologique de l'épididymite caséeuse à la troisième période. La guérison d'une fistule peut produire une corde fibreuse qui unit la peau aux parties profondes.

Les cavernes présentent à la coupe des parois anfractueuses ; elles communiquent avec l'air extérieur ou par des fistules plus ou moins sinueuses, ou par de larges ulcérations de la peau (troisième variété de fongus de Malgaigne).

(1) Le pus ne contient jamais de spermatozoïdes.

Mougin.   3

Une fois ou deux l'on a trouvé dans des vieilles cavernes suppurant depuis longtemps de véritables granulations miliaires franchement tuberculeuses qui tapissaient les parois. Ce ne serait là qu'une tuberculisation secondaire dans un vieux foyer de suppuration.

L'orifice cutané des fistules est quelquefois à peine appréciable; il m'a été donné de voir dans un cas (obs. 7) un bourrelet cutané roulé sur lui-même (1). Il est très-rare que l'affection commence par le testicule; dans ce cas on a affaire à la même maladie, ce n'est qu'une forme clinique due à une cause indéterminée. L'épididymite est souvent double primitivement; mais le plus souvent ce n'est que secondairement qu'elle passe à l'autre côté. Sur cinquante et un cas observés par M. Salleron, il y avait orchite quatre fois, épididymite unilatérale trente-sept fois, et épididymite double dix fois.

La tunique vaginale s'enflamme fréquemment dans le cas d'épididymite à cause de la presque continuité qui existe entre le tissu cellulaire de la séreuse et celui de l'épididyme. C'est au niveau de cet organe que l'on retrouve le plus souvent les traces de l'inflammation, les néo-membranes. Dans les cas d'épididymite caséeuse le liquide épanché est rarement considérable, car le processus inflammatoire est lui-même restreint et ne donne lieu qu'à une inflammation bâtarde, régressive.

Des granulations inflammatoires peuvent se rencontrer sur la vaginale. Le canal déférent ne se prend pas primitivement; il gonfle de volume et devient même parfois gros comme le petit doigt, irrégulier, moniliforme, en chapelet, et s'indure progressivement de bas en haut. M. Salleron dit que la prostate ne lui a pas paru altérée sur les sujets qu'il a examinés. Cela tient probablement à ce que M. Salleron observait sur des soldats dont l'affection n'était pas encore arrivée à cette période d'envahissement.

(1) En cul de poule.

Dans la plupart de nos observations nous avons noté une dégénérescence caséeuse du tissu de cette glande. Il en est de même des vésicules séminales.

Curling et Clarck, Verneuil et Robin, qui croient à la nature tuberculeuse des produits caséeux pensent démontrer que le tubercule naît dans les tubes séminifères. M. Villemin démontre péremptoirement que, dans le testicule, la matière caséeuse n'existe que dans le tissu conjonctif. Nous avions déjà fait cette remarque avant d'avoir lu ses travaux, le simple examen à l'œil nu permettant de le constater. Quant à l'épididyme c'est évidemment entre les circonvolutions de son canal que naissent les nouveaux produits. Entrons cependant un peu dans le détail des faits. D'après Curling, l'examen attentif des testicules malades démontre que la maladie se développe primitivement dans l'intérieur des vaisseaux séminifères. « J'ai fait à cet égard, dit-il, avec l'assistance de mon collègue le Dr Andrew Clarck des recherches histologiques dont voici les résultats : les petits corps gris jaunâtres qu'on trouve isolés dans le testicule à la première période de la maladie sont formés par le pelotonnement de tubes séminifères remplis d'un produit morbide, ainsi que par un peu de tissu fibroïde et des branches vasculaires altérées. Les tubes séminifères les plus éloignés de ces corps sont habituellement sains, ceux qui en sont le plus rapprochés sont dilatés irrégulièrement, leur tunique fibreuse est épaisse, parsemée de granulations graisseuses et ulcérée par places. Le contenu de ces tubes est composé surtout de grosses cellules à noyaux plus ou moins altérées, de cellules plus petites et ridées, de fragments de noyaux à forme irrégulière et d'une petite quantité de granulations moléculaires. Çà et là ils offrent l'aspect d'une petite tumeur due à une dilatation brusque et globuleuse. La matière qui remplit les tubes séminaux malades et forme les tumeurs dans le corps du testicule ainsi que celle qui

est *déposée* dans l'épididyme est analogue à la matière
scrofuleuse qu'on trouve dans les autres organes. Elle se
développe primitivement dans l'intérieur des canaux et
s'y accumule jusqu'à ce qu'elle en détermine la rupture
pour l'extravaser dans les tissus ambiants. »

Pour Clarck, cette matière résulte d'un dérangement
dans la nutrition de l'élément cellulaire des canaux ; les
différences d'aspect résultent des métamorphoses succes-
sives des éléments qui la composent. La naissance de la matière caséeuse dans les tubes séminifères est maintenant
unanimement repoussée (1).

D'ailleurs Curling lui-même retrouvant les mêmes produits dans ce qu'il appelle l'orchite et l'épididymite chronique qu'il s'efforce de différencier de l'affection caséeuse
émet l'idée que ces produits résultent probablement d'un
trouble local de nutrition et ne sont point la manifestation
d'une maladie constitutionnelle.

Mais M. Villemin est venu démontrer que le tubercule
siége exclusivement dans le tissu conjonctif de la glande
spermatique, c'est-à-dire entre les canalicules et entre les
lobules ; mais l'épithélium des canalicules sécréteurs est
susceptible de subir des altérations de nutrition consistant
dans l'hypertrophie et la multiplication de ses éléments ;
c'est ce qui constitue son inflammation. Ces lésions peuvent être déterminées par les produits développés dans le
tissu interstitiel. Et alors les éléments inflammatoires

(1) Voici ce que pensent MM. Hérard et Cornil : les nodosités jaunâtres
qui font saillie sur une surface de section du testicule ne sont autre chose
qu'un tube séminifère dont le contenu épithélial est en métamorphose caséeuse. La circonférence est entourée de produits caséeux développés dans le
tissu conjonctif. Cependant il ne faudrait peut-être pas être aussi exclusif, et,
comme le dit M. Charcot (v. note de la p. 24), de même que dans le poumon, en même temps que la prolifération de la pneumonie catarrhale, il y a
un peu d'exsudat fibreux, il peut y avoir dans le testicule mélange de deux
formes inflammatoires, et ce point sur lequel on n'a pas encore attiré suffi-
samment l'attention est peut-être caractéristique de l'inflammation caséeuse
au début ?

peuvent s'accumuler dans les canalicules et donner lieu à des masses isolées, tuberculiformes; puis quand la métamorphose régressive s'en emparera, ils seront pris pour du tubercule bien qu'ils n'aient avec lui aucun rapport ni par le siége, ni par l'évolution, ni par les éléments.

Cette opinion de M. Villemin explique l'erreur d'interprétation de Clarck qui croyait que c'était par l'intérieur des canalicules spermatiques que débutait le tubercule quand le testicule était envahi.

Le tubercule pulmonaire coïncide plus rarement qu'on ne l'a vu jusqu'à présent avec la caséification testiculaire.

Les statistiques de M. Salleron ont montré que sur 51 malades observés par ce chirurgien, un seul avait évidemment des tubercules dans les poumons; tous les autres avaient les apparences d'une bonne santé. « Même dans les deux autopsies que j'ai faites, dit-il, je n'ai pas trouvé la moindre trace de granulation dans les poumons, ni dans aucun autre organe, ce qui contredit complètement l'opinion de M. Louis. »

Souvent des suppurations chroniques dans les articulations (obs. n° 13), dans le tissu cellulaire sous-cutané (*id.*), dans les ganglions du cou (obs. n° 10), coïncident avec la suppuration épididymaire.

Nous allons maintenant discuter en détail l'anatomie microscopique et les raisons que donnent les quelques histologistes modernes qui croient à la nature tuberculeuse des produits caséeux. Cette doctrine est exposée tout au long dans la thèse de Barnier, Paris, 1873.

Dans l'épididyme, le tubercule est plus difficile à affirmer; on n'a jamais trouvé la granulation grise, miliaire, et l'infiltration jaune crue que Laënnec a appelée tuberculeuse n'est rien moins que du tubercule. On sait aujourd'hui, dit M. Robin dans son dictionnaire de médecine, que ce qu'on appelle tubercule de l'épididyme n'est autre chose qu'une phase d'évolution phymatoïde à laquelle arrivent beaucoup d'espèces de produits morbides ; elles y arrivent plus ou moins tôt, suivant l'état général des sujets.

Le tubercule de l'épididyme n'est que la phase jaune, friable, puis molle et diffluente à laquelle arrive du centre à la circonférence (ou de la circonférence au centre, Cruveilhier) une lésion qui dépend de la nature du tissu. Partout où la matière caséeuse se dépose le tissu cesse d'être vasculaire ; les capillaires sont atrophiés en partie, surtout au centre plus ou moins ramolli des masses phymatoïdes tandis qu'à la périphérie on trouve des capillaires d'un rouge foncé par suite de la coagulation du sang dans leur cavité. Ainsi aujourd'hui que nous n'appelons plus tubercule, avec Bayle et les anciens, toute masse caséeuse ressemblant à du fromage de mauvaise qualité, que nous admettons avec Virchow, Hérard et Cornil, etc., que la caractéristique de la tuberculose réside dans la granulation grise demi-transparente, miliaire, nous ne pouvons plus parler du tubercule de l'épididyme. La lymphe inflammatoire des affections épididymaire se caséifiant chez des individus prédisposés, voilà ce qu'on trouve et non des tubercules devenus caséeux. Dans la grande majorité des cas, les choses se passent ainsi dans le testicule ; nous n'y nierons pas entièrement la granulation miliaire quoique beaucoup d'anatomo-pathologistes et entre autres Rindfleisch, ne l'aient jamais trouvée ; mais si elle existe, elle est très-rare, et on peut dire que la tuberculisation n'est que secondaire dans un vieux foyer de suppuration. Si elle paraît primitive dans certains points, c'est une véritable rareté anatomique, une complication de l'affection que nous décrivons et qui ne répond à aucun signe clinique.

Dans l'obs. VII du mémoire de Nepven (1), on a trouvé de véritables granulations miliaires, constituées par des éléments embryonnaires, nuageuses à leur centre, rangées

(1) Thèse de Barnier.

le long de la paroi des petits vaisseaux, siégeant même dans l'adventice d'une artère. On trouve aussi dans le testicule, ce que Bayle a appelé granulation fibreuse à centre caséeux. Elle diffère de la granulation grise, miliaire proprement dite par ses caractères histologiques. Sur des coupes (1) on voit que ces granulations sont composées surtout de tissu fibreux circonscrivant un petit foyer caséeux, dur. Ce sont elles que Bayle décrivait ainsi que Laënnec qui ne voyait pas (v. p. 11, note 2) les véritables granulations tuberculeuses.

Mais ici, l'on à affaire à un produit dont beaucoup d'histologistes et entre autres Virchow et Gurtl nient la nature tuberculeuse; c'est le fibrôme atrophique de Billrroth (2). Cette granulation dure, cartilagineuse est rare aussi dans le testicule, et quoiqu'on puisse la rencontrer, elle n'est aussi qu'un accident et vient compliquer la véritable lésion scrofuleuse du testicule, ce que les auteurs ont appelé l'infiltration jaune crue. Dans l'observation VIII du Mémoire de Nepven, l'épididyme et le corps d'Higmore étaient remplis de pus caséeux et dans certaines travées

(1) Thaon, 1873.

(2) Examinées au microscope (Thaon), elles se présentent sous des aspects différents, suivant qu'elles sont à la première ou à la seconde période. Tout à fait à la périphérie, on observe une grande quantité de cellules jeunes, arrondies, présentant tous les caractères des éléments embryonnaires; en avançant vers le centre de la prolifération, on voit se succéder des corps fibro-plastiques à l'état étoilé ou fusiforme recouvrant une couche relativement épaisse de tissu fibreux, disposés en lames concentriques, entre lesquelles sont des cellules plates de tissu conjonctif. Cette disposition est commune à toutes les périodes de la granulation fibreuse. Seul le centre de produit morbide présente un aspect différent, selon que la granulation est transparente dans la totalité ou que son centre est opaque ou jaunâtre. Dans le premier cas, on n'aperçoit d'abord qu'une masse translucide, et ce n'est que par la dissociation qu'on s'aperçoit qu'elle est composée par des éléments cellulaires. Dans le second, ces éléments ont subi la dégénérescence granulo-graisseuse. Au fur et à mesure que le centre subit ainsi la transformation graisseuse, les vaisseaux s'oblitèrent du centre vers la périphérie et sont envahis par le même processus.

conjonctives du testicule seulement, on trouvait quelques granulations fibreuses. Jamais les granulations ne se sont rencontrées dans l'épididyme.

Nous arrivons enfin, après avoir passé par les raretés anatomiques des lésions testiculaires, à la véritable infiltration caséeuse du testicule semblable au pus caséeux de l'épididyme; cette infiltration est la seule qui ait la marche clinique bien déterminée et qui ait été décrite par les auteurs sous le nom de tubercule du testicule et quelquefois même sous celui d'orchite chronique. Ce sont des masses de pus concret qui peuvent se ramollir et se liquéfier. Dans ce cas, on ne peut invoquer histologiquement aucune raison sérieuse pour en affirmer la nature tuberculeuse. Rien dans l'origine, rien dans la nature du pus, qui puisse distinguer ces produits du pus caséeux.

Quand on examine cette matière caséeuse au microscope on y trouve tous les caractères du pus concret qui reste à l'état granuleux. Il y a deux organes où cette matière se forme d'une manière spéciale, les glandes lymphatiques et l'épididyme. Ce sont des glandes, dit M. Richet, où l'activité fonctionnelle est trop peu active et où le pus arrive difficilement à l'état parfait.

Rien n'indique la constitution de cette matière caséeuse par granulations agglomérées. Aussi Virchow a-t-il appelé cette affection orchite scrofuleuse. Voici l'anatomie micrographique d'un cas de ce genre publié dans la thèse de M. Barnier.

Le testicule malade n'offre pas un volume plus considérable qu'à l'état normal. Sur une coupe pratiquée suivant son grand diamètre, on doit reconnaître que toute la substance est envahie par une matière blanchâtre, dense qui faisait une saillie notable sur une étroite ceinture de parenchyme qui paraît sain (sclérose testiculaire). Les deux feuillets de la tunique vaginale sont unis par d'étroites adhérences, *épididyme complètement détruit ou méconnaissable au niveau des fistules est un peu plus volumineux que d'habitude et rempli jusqu'au cordon d'une matière caséeuse grisâtre.*

Sur des coupes pratiquées à la limite de la lésion, on voit quatre dégrés d'altération bien distincts : 1° une zone de prolifération cellulaire commençante. Les lésions y sont à peine indiquées ; voici cependant ce qu'on y peut facilement reconnaître. *Les espaces intercanaliculaires sont déjà triplés ou quadruplés de volume.* Les mailles du tissu conjonctif intercanaliculaire sont séparées et écartées par une substance gélatineuse amorphe qui çà et là renferme des cellules épithéliales très-belles, en très-petit nombre ; les vaisseaux capillaires présentent une prolifération notable des éléments cellulaires de leur adventice ; ils ont un volume plus considérable qu'à l'état normal ; dans quelques points de petites cellules rondes se montrent le long des parois vasculaires en assez grand nombre. Dans cette même zone, l'altération des canalicules testiculaires est déjà notable, leur paroi est quadruplée de volume ; autour d'elle se trouve une étroite collerette de jeunes cellules. En résumé, dans cette zone l'altération est surtout indiquée autour des capillaires et sur leurs parois ; à peine touche-t-elle aux canalicules dont l'épithélium s'atrophie ; ce qui caractérise encore ce premier degré de la lésion, *c'est l'infiltration dans les mailles du tissu conjonctif d'une matière amorphe terreuse,* due peut-être à une stase de la lymphe qui semble indiquer la présence des cellules épithéliales déjà mentionnées.

Dans la 2e zone la prolifération cellulaire est très-considérable ; les cellules poussent des traînées énormes le long des capillaires, parfois renflés en chapelet, *nulle part on ne trouve des granulations tuberculeuses proprement dites ;* les canalicules sont encore visibles, mais les espaces intercanaliculaires sont comblés de cellules isolées ou accumulées le long des vaisseaux.

Dans la 3e zone la plus grande partie des cellules tend

à prendre une organisation plus élevée: elles se transforment
en cellules fusiformes; dans leurs intervalles on aperçoit
leurs fins prolongements ou de fines fibrilles de tissu conjonctif. C'est la zone fibroïde.

Dans la 4ᵉ zone enfin, dans la zone centrale, sous l'é-
treinte de ce tissu *fibroïde analogue par ses propriétés comme
par sa structure au tissu cicatriciel*, les cellules s'atrophient et
disparaissent; les cellules fusiformes subissent une *dégénérescence graisseuse*.

En résumé, dans la grande majorité des cas, voici la
marche anatomique de l'affection. Sous l'influence d'une
irritation chronique, le tissu qui existe entre les circonvolutions du canal de l'épididyme s'imbibe d'une lymphe plastique à organisation régressive qui se traduit par une
transformation caséeuse, secondairement le canal de l'épididyme devient malade et s'oblitère. Alors apparaît la sclérose testiculaire, la prolifération conjonctive, la sécrétion
plastique entre les tubes, la régression caséeuse de tous ces
éléments peu vivants et l'altération consécutive de tubes sécréteurs de la glande spermatique. Parfois mais très-rarement ce processus régressif d'éléments peu vivants d'inflammation sécrétés entre les tubes testiculaires, peut-être primitif, mais c'est l'exception. Aussi dans l'épididyme on ne
rencontre que l'inflammation caséeuse, jamais ni la granulation grise, ni la granulation fibreuse. Dans le testicule
la granulation grise est une curiosité anatomique. La
granulation fibreuse y est plus fréquente, mais elle n'y a
qu'un rôle secondaire à l'altération de l'épididyme et sa
nature tuberculeuse est encore très-douteuse. L'infiltration
caséeuse y est commune consécutivement à celle de l'épididyme.

ÉTUDE CLINIQUE : DÉBUT, MARCHE, ÉTAT, TERMINAISONS.

Lorsque le malade atteint d'épididymite caséeuse se présente au chirurgien ; il existe des symptômes qui correspondent aux modalités étiologiques de l'affection.

Tantôt, et c'est le cas le plus fréquent, le malade qui depuis quelque temps déjà avait des produits caséeux dans l'épididyme, sous l'influence du traumatisme le plus léger, voit tout à coup son épididyme et son testicule devenir douloureux et il a recours aux ressources de la chirurgie en donnant à la cause occasionnelle qu'il connaît seule l'importance qu'elle n'a pas. M. Gosselin qui fait l'histoire de l'affection, sous le nom de sarcocèle tuberculeux, décrit très-bien ce cas dans le passage suivant : « Il ne faut pas croire, dit-il, à l'origine traumatique du sarcocèle tuberculeux ; le plus ordinairement les malades se trompent, voici comment. Ils ont, depuis un temps plus ou moins long, un ou plusieurs noyaux tuberculeux. Ceux-ci étaient trop peu volumineux pour être appréciables, et ils n'avaient pas encore occasionné une phlegmasie chronique assez longtemps prolongée pour faire naître cette masse calleuse qui entoure à une certaine période les dépôts tuberculeux. Le sujet ne savait pas qu'il avait quelque chose d'insolite, ou s'il avait senti çà et là de petits noyaux durs, comme il n'en souffrait pas, il avait conclu que rien n'était malade. La violence extérieure intervient sur ces entrefaites. Elle amène l'inflammation subaiguë à laquelle l'organe était prédisposé par la présence des tubercules, et comme c'est à son occasion que naît la première douleur, il est tout naturel que le patient attribue l'origine de son mal à la cause qui a produit la première douleur. »

Parfois cependant lorsque c'est sous l'action d'une diathèse plus évidente que l'affection apparaît, l'on observe le malade avant cette période de douleur, et sur un sujet évidemment scrofuleux, par exemple, on trouve de grosses bosselures épididymaires comme seul et unique symptôme de l'affection.

Il est parfaitement démontré, dit Velpeau, que dans certains organes, l'inflammation s'établit avec des caractères si lents, si peu appréciables, qu'elle échappe d'abord à toutes les recherches sans être privée pour cela de se terminer par suppuration, de faire naître de petits dépôts ou liquides ou concrets. Et il en conclut que les tubercules du testicule sont tout simplement un produit de l'inflammation terminée par suppuration et modifiée par la nature même du tissu. En tout cas, dit-il, il n'y a pas dans le testicule de tubercule analogue à celui du poumon. Si c'est du tubercule , c'est un mode nouveau de tuberculisation.

Souvent on observe la transformation des produits inflammatoires d'une épididymite aiguë, dans le cours d'une véritable blennorrhagie.

Ou bien, et le plus souvent, c'est dans le cours d'une blennorrhée ancienne, qu'apparaît la caséification. Voici la marche de la maladie dans ce cas que M. Fournier a rencontré et a décrit sous le nom d'épididymite pseudo-tuberculeuse sans tirer de ces faits, bien observés, toutes les conséquences qu'il comportaient.

M. Fournier s'exprime ainsi (1) : « Cette variété dont il n'a guère été fait mention jusqu'à ce jour que par Desormaux, présente ceci de particulier : 1° qu'elle se produit exclusivement, du moins d'après ce que j'ai observé jusqu'à ce jour, dans le cours d'écoulements à forme chronique ou de blennorrhées anciennes ; 2° qu'elle *simule à s'y méprendre la tuberculisation de l'épididyme*, à ce point qu'elle est infailliblement confondue avec cette dernière maladie.

---

(1) Dict. de médecine, t. V, p. 224.

« Les symptômes sont les suivants :

« Au début même, elle s'annonce parfois comme une épididymite subaiguë et bénigne qui, plus tard, parcourt lentement ses périodes et reste indolente sans se résoudre; d'autres fois et plus souvent peut-être, elle se développe d'une façon insidieuse et sans phénomènes d'acuité ; l'épididyme se tuméfie sans douleur et ne présente qu'une légère sensibilité à la pression.

« Puis le gonflement s'accroît, devient même souvent très-volumineux, en même temps que les phénomènes douloureux s'apaisent et s'effacent complètement. Ce que l'on constate alors se résume à ceci : tuméfaction indolente de l'épididyme, lequel forme une masse très-dure, lisse ou irrégulière, uniforme ou bosselée sur plusieurs points. Simultanément, il peut se faire que le vaginale s'affecte et développe une hydrocèle plus ou moins considérable. Souvent aussi le canal déférent se prend et forme une corde indurée qui tantôt est régulièrement cylindrique et lisse, qui tantôt est semée de nodosités et moniliforme.

« Cet état des parties reste longtemps stationnaire, plusieurs mois pour le moins. Puis il arrive de deux choses l'une. Ou bien, la tuméfaction domine et se résout, mais avec une lenteur désespérante, ou bien un point de la tumeur devient sensible et douloureux, proémine, contracte des adhérences avec le scrotum, et constitue une saillie fluctuante, laquelle s'ouvre et laisse écouler une certaine quantité de pus. Cette ouverture reste longtemps fistuleuse, en fournissant une suppuration légère et finit par se fermer. Il persiste alors dans l'épididyme une nodosité dure, qui peut bien à la longue diminuer de volume et de consistance mais qui suivant toute probabilité ne doit jamais s'effacer complétement.

« Si la cause originelle de la complication persiste il peut se faire, comme je l'ai déjà observé, que de nouvelles poussées se produisent.

« Ainsi j'ai vu l'affection récidiver deux, trois ou quatre fois sur le même épididyme, ou bien envahir l'épididyme opposé ou bien encore se propager sur le canal déférent. Chaque rechute produit un engorgement nouveau qui s'ajoute aux précédents, persiste un temps considérable et souvent aboutit à une suppuration. De là, des désorganisations, des destructions probables, ou pour le moins des oblitérations des canalicules séminifères, avec leur conséquence naturelle d'infécondité temporaire ou définitive. »

Voilà tout ce qu'en dit M. Fournier; mais, s'il est incomplet et s'il ne voit pas entièrement la similitude de l'affection qu'il décrit avec le tubercule du testicule des auteurs, il lui reviendra du moins l'honneur d'avoir attiré l'attention sur cette partie de la science.

Ainsi, pour nous résumer, le début de l'épididymite caséeuse présente donc deux modalités dont nous avons déjà parlé à propos de l'étiologie. Ces deux modalités se confondront dans la période d'état de l'affection. C'est l'apparition qui diffère; elle est chronique dans un cas, subaiguë dans l'autre.

Cependant, même lorsque l'invasion a été chronique, il arrive ordinairement que c'est une poussée inflammatoire qui attire l'attention du malade. Cette poussée est survenue à la suite du plus léger traumatisme. Il y a là un piége auquel un chirurgien ne se laissera pas prendre.

Ainsi ordinairement le malade se présente avec un épididyme gonflé, dur et douloureux, un testicule légèrement tuméfié. Il existe un faible épanchement dans la tunique vaginale. Comme l'on constate souvent un écoulement uréthral chronique on pourrait croire à une orchite aiguë, car le malade ne saurait donner des renseignements sur l'engorgement épididymaire qui a précédé les phénomènes inflammatoires et qu'il n'a pas connu à cause de son indolence.

Mais la date et la nature de l'écoulement mettent bientôt

sur la voie et la maladie ne se comporte pas comme une orchite franche. Les symptômes inflammatoires guérissent rapidement sous l'influence d'un traitement bien dirigé, mais l'épididyme reste dur et bosselé. Et si le moment de l'élimination caséeuse est venu on voit apparaître la suppuration. Ce n'est le plus ordinairement qu'après plusieurs rechutes que les choses en arrivent à cette période quand l'affection ne succède pas à une épididymite blennorrhagique.

Alors il se forme un point fluctuant au niveau de l'épididyme; une des bosselures ne tarde pas à adhérer à la peau du scrotum qui spontanément ou par le fait d'une très-légère piqûre donne issue à un pus crémeux et granuleux.

Les mêmes symptômes arrivent quand la fonte caséeuse a succédé à une épididymite aiguë. Voici comment les choses se passent (1) : Vous êtes appelé par un individu qui a une épididymite aiguë blennorrhagique, vous traitez l'inflammation par les moyens ordinaires : elle cède au bout de 4 ou 5 jours. Seulement vous remarquez qu'il reste de la douleur et de l'induration épididymaire. Puis, un peu plus tard un abcès se forme et s'ouvre au dehors , ou bien c'est vous qui l'ouvrez. Quelques phénomènes inflammatoires reparaissent, moins prononcés que les premiers et la suppuration persiste, une suppuration séreuse caillebottée, avec trajets fistuleux. S'il pouvait alors vous rester quelque doute quant à la nature de l'affection, ce doute cesserait en voyant trois ou quatre mois plus tard l'autre testicule se prendre à son tour et présenter les mêmes accidents.

Velpeau avait vu les deux formes de début que nous décrivons; mais son erreur capitale a été de dire que dans la marche lente l'affection était maligne, que dans la marche aiguë elle était bénigne.

(1) Peter.

De faits bien observés Velpeau avait tiré de fausses conclusions parce qu'il a voulu trop généraliser. L'exemple cité par M. Richet à sa clinique du malade qui avait un double engorgement lent de l'épididyme nous montre une affection bénigne, et nous voyons dans des cas où l'invasion a été aiguë le malade mourir de phthisie tuberculeuse.

Voici les caractères cliniques que présente ordinairement la tumeur en dehors des poussées inflammatoires. Tumeur unilatérale, parfois bilatérale, siégeant surtout à la partie inférieure et postérieure du testicule, dure, bosselée, à points quelquefois ramollis, ordinairement sans augmentation de la vascularité cutanée; souvent à la partie supérieure de cette tumeur on trouve le testicule diminué de volume, moins consistant mais non caséeux. La tumeur est indolente, elle gêne et inquiète le malade.

Parfois on observe des douleurs de reins primitives ou réflexes selon qu'elles tiennent à l'affection qui a produit le dépot caséeux ou à l'épididymite elle même. Parfois la tumeur épididymaire coiffe le testicule en cimier de casque, et si ce cimier s'élargit, le testicule peut être englobé en entier et être difficile à trouver. Mais souvent aussi, à cause de l'altération consécutive de la glande spermatique, il n'existe plus dans les bourses qu'une seule tumeur d'inégale consistance, où l'on ne peut rien distinguer. Une légère hydrocèle accompagne souvent cette tumeur.

L'épididymite caséeuse est dans la grande majorité des cas plus avancée d'un côté que de l'autre; et tandis que d'un côté il existe déjà du ramollissement et même des fistules, de l'autre l'épididymite est encore à la période d'engorgement chronique.

Les fistules peuvent être nombreuses et donner issue à plus ou moins de liquide séreux ou purulent. Mais alors la caséification marche de proche en proche.

Le cordon qui n'est jamais le premier atteint est malade,

dur., moniliforme. Si la maladie n'a pas commencé par la prostate on sent à cette période que l'altération la gagne. Le toucher rectal la montre engorgée ainsi que les vésicules séminales qui augmentées de volume en totalité ou en partie sont comme injectées avec du suif.

La prostate souvent bombe dans le rectum et laisse son empreinte sur les matières fécales qui peuvent être aussi tachées de pus. Il n'est pas rare que ces altérations coïncident avec des troubles de l'excrétion urinaire comme dans l'observation suivante :

OBSERVATION IV.

Communiquée par A. Desmarest, interne des hôpitaux de Lyon, service de
M. Laroyenne.

Caséification de la prostate et des épididymes.

Le nommé C .. (Antoine), mécanicien, âgé de 21 ans, est entré le 19 mai 1872 à l'hôpital de la Croix-Rousse, salle Saint-Eucher, n° 3.

Il y a environ dix mois, il fut atteint d'incontinence d'urine. Il fut réformé pour cette cause. Avant le début de cette incontinence, il observa un gonflement indolore des testicules qui fut suivi d'urines sanguines. Il y a environ deux mois, à la fin de chaque miction, il sortait une certaine quantité de matière caséeuse, que le malade compare lui-même à des crachats de poitrinaires. Le cathétérisme fait constater un obstacle au niveau de la prostate. En outre, le toucher rectal fait sentir un engorgement du lobe droit de cet organe.

L'épididyme est de chaque côté légèrement tuméfié et bosselé ; le testicule est peu douloureux.

A l'auscultation, on trouve de la rudesse aux deux sommets ; la respiration est même un peu soufflante au sommet gauche. Etat général mauvais ; débilité, amaigrissement, sueurs nocturnes.

En résumé, tubercules peu avancés des poumons ; caséification antérieure de la prostate, épididymite caséeuse double.

L'incontinence d'urine est causée par l'affection prostatique. Le malade ne peut garder dans sa vessie qu'environ un verre d'urine, on l'a constaté par le cathétérisme ; après avoir été sondé, il est environ trois quarts d'heure avant que l'urine s'écoule spontanément. A la fin de chaque cathétérisme, il sort une petite quantité de muco-pus épais.

Le malade ne resta que quelques jours à la Croix-Rousse.

Mougin. 4

Ces altérations de la prostate sont parfois primitives. Elles sont dues alors à la cause la plus commune de l'engorgement épididymaire, je veux parler de la suppuration chronique de la région prostatique du canal. Samuel Cooper rapporte que Ramsden a été le premier à signaler l'action étiologique de ces écoulements. Ce que sont les bronchites pour la pneumonie caséeuse, les uréthrites le sont pour l'épididymite caséeuse. En effet dans la majorité des cas l'affection uréthrale est évidente. Que ce soit une cause occasionnelle seulement comme le pense M. Salleron (1), je ne le nie pas, mais en clinique il importe de constater du moins la coïncidence fréquente. Sur un sujet de constitution mauvaise, la cause occasionnelle est bien près d'être la cause efficiente. Souvent l'écoulement chronique uréthral est facilement appréciable. Cet écoulement peut être simple, muqueux; mais, quand la prostate est atteinte il sort un pus caséeux, grumeleux caractéristique (2). Quand on ne trouve aucun écoulement au niveau du méat en employant les moyens ordinaires il ne faut pas se hâter de conclure que la région prostatique est saine; il est nécessaire de pratiquer le toucher rectal, d'appuyer fortement sur les deux lobes de la prostate et s'il est possible sur les vésicules séminales et l'on voit si, par ce moyen qui a parfois réussi (obs. 7), il ne sort pas par le méat quelques gouttes de pus. Il sera souvent également utile d'examiner au microscope les premières et les dernières gouttes d'urine qui éclaireront le chirurgien sur l'état du canal et de la vessie.

(1) « L'uréthrite et l'uréthro-orchite, dit cet auteur, comme les causes externes, sont bien de nature, par l'irritation directe qu'elles exercent sur la glande séminale, à provoquer le développement des germes préexistants, mais ne peuvent pas, par elles-mêmes, déterminer leur formation. » Cette opinion, du reste, s'atténue par l'hypothèse qu'émet ensuite le même auteur que beaucoup de jeunes gens ont été atteints dans leur enfance de scrofules dont il leur est resté des germes.

(2) Blennorrhagie tuberculeuse de Ricord.

Mais bientôt ces symptômes locaux ont une influence sur l'état général du malade. Si cet état était bon primitivement il ne tarde pas à s'altérer. Ce n'est pas impunément que pendant des mois et quelquefois des années on porte avec soi une suppuration continue plus ou moins abondante. Quelle que soit la nature de la plaie, moignon d'amputation, ulcère chronique, ganglions suppurés, fistules épididymaires, la constitution ne tarde pas à être affaiblie par cette perte continuelle, l'organisme à être empoisonné par cette source d'infection. Les poumons qui par de semblables causes sont ordinairement les premiers atteints deviennent bientôt malades. Alors se produit une lésion que quelques médecins appellent de la tuberculose, mais que tous les chirurgiens connaissent et nomment avec plus de vérité de la suppuration, de la résorption, de la caséification pulmonaire. Le malade tousse, maigrit, présente au sommet les signes physiques de la tuberculose (obs. 7) ; ôtez lui le foyer de suppuration, et cet homme, que l'on croyait tuberculeux, guérit rapidement. C'étaient pour ainsi dire des abcès métastatiques miliaires, qui diminuant le champ de l'hématose allaient produire la suppuration pulmonaire, la pneumonie caséeuse. *Sublata causa, tollitur effectus*. Des autopsies et l'examen microscopique viendront un jour ou l'autre, à n'en pas douter, confirmer entièrement cette manière de voir qui n'est pas encore devenue classique ; pour le moment la clinique constate le fait ; la théorie l'expliquera dans ses détails.

La grande question de la distinction entre la phthisie tuberculeuse et la phthisie caséeuse domine tous ces faits.

L'inflammation de la vessie et la suppuration des reins peuvent compliquer l'épididymite caséeuse de même que des troubles moteurs dans les membres inférieurs qui sont consécutifs à l'altération vésicale.

L'observation 2 du mémoire de M. Salleron en est un exemple frappant.

Nous avons déjà fait remarquer que la tuberculose pulmonaire que l'on observait parfois en même temps qu'une épididymite caséeuse n'était qu'une simple coïncidence. Les statistiques de M. Salleron l'ont démontré péremptoirement. D'un autre côté, sur 40 phthisiques dont Ch. A. Louis fit l'autopsie 3 seulement offraient une caséification des organes génitaux (1). Louis a dit qu'il n'y a pas d'organe atteint de tubercules sans que le poumon le soit lui-même. Les faits cliniques montrent déjà que si la loi de Louis est vraie il n'y a pas de tubercules dans le testicule.

MM. Hérard et Cornil qui croient cependant à la présence de granulations tuberculeuses dans le testicule ont remarqué la marche clinique de l'affection caséeuse; aussi font-ils une distinction.

« En ce qui concerne le testicule, disent-ils, nous ne nous occuperons pas de cette forme de tuberculisation *isolée* des organes génito-urinaires dans laquelle on observe parfois, sans que le poumon soit atteint, de grosses masses caséeuses dans l'épididyme. Nous n'avons en vue que les granulations qui accompagnent ou suivent une poussée tuberculeuse du poumon. » C'est cette tuberculisation isolée qui, pour nous, n'est pas une tuberculisation ; nous ne nions pas entièrement, mais nous constatons l'extrême rareté de la véritable tuberculisation testiculaire qui du reste n'existe jamais dans l'épididyme.

Les terminaisons de l'épididymite caséeuse sont multiples. Tantôt, et c'est le cas le plus fréquent, les produits caséeux produisent la suppuration éliminatrice, suivie de l'ulcération, de la production de cavernes et d'un état épididymaire et testiculaire que l'on pourrait rapprocher de celui du poumon dans la phthisie ulcéreuse résultant d'une pneumonie caséeuse et appeler phthisie testiculaire. Les

(1) Dans les statistiques qui pourraient paraître moins concluantes que ces faits, et elles sont rares, ou n'a jamais fait la distinction entre la tuberculose du poumon et la pneumonie caséeuse.

symptômes généraux amènent dans ce cas une terminaison fatale.

Quelquefois après une période stationnaire la guérison peut avoir lieu par résorption spontanée. Elle a été observée par Aug. Bérard et Velpeau.

Le plus souvent quand l'affection guérit spontanément, ce qui est rare, il y a ou cicatrisation fibreuse ou transformation crétacée des produits caséeux. Une masse de tissus fibreux très-dense peut en effet résulter de la cicatrisation (Cruveilhier). Les observations d'A. Cooper et de Curling (transformation terreuse) et de M. Broca (Société anatomique 1851) montrent des exemples de transformation calcaire avec enkystement des produits dont le séjour au milieu des tissus ne cause plus d'inflammation.

Voici une observation qui, à la suite de l'étude clinique que nous avons faite de l'épididymite caséeuse, viendra confirmer notre description et notre opinion sur la nature des produits de régression.

OBSERVATION V.

Dans les leçons de clinique médicale que M. Peter fit en 1870 à l'hôpital de la Pitié, l'affection que nous décrivons aujourd'hui nous apparaît dans toute sa symptomatologie dans l'observation du n° 40 de la salle Saint-Paul. M. Peter ne s'y est pas trompé, il l'a dit, c'est une *épididymite non tuberculeuse*.

Nous verrons tout à l'heure quand nous aurons rapporté en résumé l'observation de ce malade ce que pense M. Peter sur le tubercule *vrai* de l'épididyme et nous discuterons ses opinions.

Le malade dont il s'agit, dit M. Péter, raconte qu'il reçut, il y a une dizaine d'années, un coup violent sur les testicules ; il s'ensuivit un gonflement inflammatoire des bourses, qui se dissipa au bout d'un cer-

(1) Union médicale, 18 août 1870.

tain temps, mais en laissant à sa suite des troubles de l'appareil urinaire qu'il est assez difficile de préciser.

La seule chose certaine, c'est que, depuis quelque temps, le malade est obligé d'uriner très-fréquemment et qu'il laisse même quelquefois échapper ses urines lorsqu'il est debout. Dans la position horizontale, il n'est pas exposé aux mêmes inconvénients, ce qui nous ferait songer assez volontiers à un peu de cystite du col. Ce qu'il y a de plus positif, c'est que cet homme est entré chez nous avec une tumeur inflammatoire de la bourse droite et que cette tumeur provoque des irradiations douloureuses dans le cordon testiculaire et dans les lombes, sans doute par propagation au plexus spermatique.

Les téguments, rougis, recouvraient une tumeur dans laquelle on reconnaissait d'abord une portion volumineuse et dure ; puis, à la partie antérieure et supérieure, une portion beaucoup plus petite, dont la consistance assez mollasse rappelait celle du varicocèle. Pour aller de suite droit au but, je vous dirai que cette masse volumineuse et dure était l'épididyme, et que la partie mollasse était le testicule, refoulé en haut par la tumeur inflammatoire du corps et surtout de la queue de l'épididyme. Dès le premier jour j'étais édifié à ce sujet et je vous signalais l'existence, chez cet homme, d'une épididymite non tuberculeuse.

Ici M. Peter donne les raisons qui l'ont porté à ce diagnostic. Ces raisons ne nous paraissant pas d'une grande valeur, nous les discuterons après les avoir citées et avoir achevé l'observation.

Pourquoi non tuberculeuse ? D'abord parce que le malade avait toute l'apparence d'un homme robuste, ensuite parce que la queue de l'épididyme s'était prise la première et était restée le plus fortement affectée, alors que dans l'envahissement tuberculeux de l'épididyme, le mal progresse habituellement de la tête vers la queue. De plus la queue de l'épididyme opposée était indurée, et par conséquent non oblitérée, ce qui démontrait que le malade avait eu de l'autre côté une épididymite (?), ainsi qu'il résulte des recherches sagaces de M. Gosselin. Or, cette première épididymite n'ayant évidemment pas été tuberculeuse, il en devait être probablement de même de la seconde. Enfin la tumeur de l'épididymite tuberculeuse est moins régulière qu'ici : elle est bosselée, moniliforme.

Ainsi notre malade n'était pas atteint d'une affection des reins, malgré ses douleurs lombaires ; ce n'était pas non plus d'une orchite qu'il s'agissait, mais d'une épididymite et d'une épididymite purement inflammatoire. Maintenant cette épididymite provoquait-elle les troubles des voies urinaires par propagation ou par action réflexe ? La chose est indéterminée et, après tout, secondaire.

Nous avions à traiter cet homme et de sa maladie de l'épididyme et de ses irradiations douloureuses. Comme il n'y avait pas d'accidents à grand fracas, je traitai simplement la tumeur par une pommade résolutive dont l'iodure de potassium faisait la base ; des onctions de pommade belladonée furent employées contre les douleurs. Un grand bain quotidien et longuement prolongé compléta le traitement. Sous l'influence de cette médication, vous avez vu la résolution s'opérer sur tous les points, un seul excepté, qui est la queue de l'épididyme ; celui-ci reste induré, et va probablement s'oblitérer comme l'autre, de sorte que notre malade deviendra infécond, tout en restant puissant, et c'est là tout le pronostic : guérison assurée, mais avec perte définitive de la propriété de reproduction.

Voici maintenant notre sentiment sur cette observation et les opinions de M. Peter.

Par cela même que la maladie survient sur un homme robuste et qu'elle commence par la queue de l'épididyme, M. Peter dit que l'on n'a pas affaire à des tubercules du testicule ; nous avons montré que les altérations pulmonaires ne prouvaient nullement la nature tuberculeuse des altérations épididymaires avec lesquelles elles coïncident et en outre que la valeur du second signe (la maladie commençant par la queue) était complètement nulle pour le diagnostic différentiel. Dans ce cas le lecteur a sous les yeux un type de l'affection que nous décrivons sous le nom d'épididymite caséuse, dont la marche clinique bien observée par M. Peter, mais moins bien interprétée, lui a fait commettre les erreurs de diagnostic différentiel dans lesquelles il est tombé.

DIAGNOSTIC.

Le diagnostic de l'épididymite caséeuse offrira rarement des difficultés sérieuses. Elle se présente souvent aux yeux du chirurgien avec un ensemble symptomatique tel, qu'il est impossible de la méconnaître. En effet il n'y aura pas de doute possible quand un malade aura d'un côté deux ou trois fistules aboutissant à une tumeur dure, bosselée, située à la partie inférieure et postérieure du testicule, surtout quand on reconnaîtra que l'épididyme du côté opposé commence à devenir malade. Mais tous les cas ne se présentent pas avec cette simplicité. C'est au début de l'affection que le chirurgien pourra parfois être dans l'embarras s'il ne tient compte des symptômes les plus délicats. Ainsi il pourra peut-être hésiter entre l'épididymite caséeuse et le cancer de l'épididyme. Le cancer n'est pas très-rare dans cet organe et qu'il soit encéphaloïde, squirrheux, mélanique (rare), fibreux (Cruveilhier), il siége fréquemment dans l'épididyme seul ou dans l'épididyme et le testicule en même temps ; très-rarement il est localisé au corps de la glande. La marche de la maladie éclairera toujours le diagnostic ; mais quand il n'y a pas d'ulcération le diagnostic différentiel est basé sur les caractères suivants.

La tumeur cancéreuse a des bosselures plus grosses, une marche rapide en l'absence de tout état inflammatoire ; le testicule dur est rapidement envahi et n'offre plus la sensation de mollesse qu'on retrouve longtemps dans l'épididymite caséeuse. Il existe des douleurs dans les reins et dans le cordon spermatique qui est induré. En déprimant le liquide de la tunique vaginale on arrive facilement sur le corps de la glande (Boyer).

Le testicule cancéreux est très-rarement double (1) ; dans le cancer, le scrotum est très-vasculaire, les ganglions lymphatiques iliaques sont souvent engorgés. L'hydrocèle cancéreuse est plus volumineuse que dans la caséification de l'épididyme (Després). Quelquefois quand le testicule est primitivement cancéreux, on est en présence d'une tumeur régulière, lisse, ressemblant à un gros testicule pédiculé, mobile, dans le scrotum. Si l'on fait dans ce cas la ponction exploratrice on a du sang, des cellules à larges

---

(1) Deux cas. Hancok et Denonvilliers.

noyaux, des granulations et des fragments de tissu fibro-plastique.

Si le cancer est ulcéré, le fongus malin du testicule se distingue facilement du fongus bénin.

Mais le fongus bénin lui-même s'il peut-être rarement consécutif à l'épididymite caséeuse ne lui est pas spécial. Les discussions, du reste, qui se sont élevées à ce sujet, roulent uniquement sur la définition du mot fongus. Si on le définit avec M. Gosselin, une excroissance de bourgeons charnus végétant, saignant quelquefois, laissant couler du pus clair, on l'observera à la suite de toutes les affections ulcérant la peau ; qu'elles soient syphilitiques (Gosselin), tuberculeuses (Malgaigne), inflammatoires (Curling, Jarjavay), traumatiques (Deville). Il pourrait dans ce cas être produit ou non par la hernie de la substance testiculaire, (fongus bénin proprement dit).

L'épididymite caséeuse à son début pourrait être confondue avec l'induration chronique blennorrhagique de l'épididyme. Cette induration se distingue de celle qui nous occupe par plusieurs caractères. Elle est unique, bosselée mais non dure. Elle est rénitente, élastique. Les bossules sont souvent constituées par de petits kystes qui peuvent se développer en dehors des voies séminales. Enfin l'absence d'une épididymite aiguë antérieure renseignera encore le chirurgien. Lorsqu'une fistule donnera issue à de la matière caséeuse le doute ne sera plus permis.

La même induration chronique pourrait subsister après une vaginalite essentielle, car l'inflammation de la vaginale marche souvent de pair avec l'épididymite et réciproquement. Les commémoratifs mettront sur la voie.

Le diagnostic entre l'épididymite aiguë et une poussée inflammatoire dans un épididyme contenant déjà des produits caséeux pourra être difficile. On ne peut poser dans ce cas de lois générales pour établir la distinction.

Le diagnostic avec le testicule syphilitique ne sera que

rarement à faire. On a dans ce cas une tumeur uniforme, sans altération du cordon, qui débute par le corps de la glande et n'affecte presque jamais l'épididyme. La syphilis attaque le testicule et l'albuginée. Le testicule syphilitique se termine rarement (1) par suppuration ou par la production d'un fongus. Il s'observe à la période secondaire de la syphilis.

Mais s'il arrive que la tumeur soit irrégulière, et qu'il y ait du liquide dans la tunique vaginale, le cas peut devenir embarrassant. La marche de l'affection et son mode d'apparition pourront renseigner. La position superficielle d'une gomme sous-cutanée du scrotum sera facilement reconnue; il suffit d'être prévenu pour éviter l'erreur.

Nous ne citons que pour mémoire l'engorgement strumeux des testicules chez les enfants; la moindre attention montrera la nature de l'affection.

Les kystes de l'épididyme, l'hydrocèle enkystée, n'arrêteront pas longtemps le diagnostic; la tumeur est arrondie ou lobulée, souvent petite, fluctuante, quelquefois transparente, indolente, chronique, sans altération de la santé, donnant à la ponction un liquide opalin contenant parfois des spermatozoïdes. Le sarcôme kystique du testicule pourrait quelquefois égarer le chirurgien, mais la marche clinique diffère essentiellement de celle de l'épididymite caséeuse.

Nous n'avons pas à faire de diagnostic différentiel avec ce que les auteurs appellent orchite chronique (2), affection qu'ils différencient avec tant de peine du tubercule du testicule (3).

(1) Ricord dit jamais, Curling dit parfois; mais l'auteur anglais a confondu entre elles trop d'affections testiculaires pour que son opinion prime celle de Ricord.

(2) Pour Desprès, le testicule syphilitique est aussi une orchite chronique.

(3) Nélaton parle de l'éjaculation de sperme rosé comme un signe de

L'orchite chronique des auteurs, de même que ce qu'ils décrivent le plus souvent sous le nom de tubercule du testicule, c'est notre épididymite caséeuse (1) avec ses deux formes cliniques. Nous nous garderions bien d'appeler épididymite et orchite chronique la présence, constatée par l'induration, d'exsudats plastiques dans l'épididyme et dans le testicule à la suite d'une inflammation aiguë de ces deux organes. Il n'y a pas dans ce cas de chronicité inflammatoire, il y a résorption trop lente de produits exsudés. Le diagnostic dans ces cas sera tiré des commémoratifs. Quant à la caséification primitive du testicule elle peut exister et toutes les causes de l'épididymite caséeuse peuvent y donner lieu. C'est elle que Curling appelait plus spécialement orchite chronique. Elle est rare ; elle ne diffère de l'épididymite caséeuse que par son siège. Elle a la même évolution. La matière plastique jaune, dont Curling faisait, sous le nom de tubercule jaune du testicule, un produit spécial qui ne se ramollirait point, est identique aux productions caséeuses de l'épididyme.

Quand l'épididymite caséeuse sera reconnue il sera encore important de diagnostiquer l'état du canal déférent, des vésicules séminales, de la prostate, des reins et de la vessi e. L'état des poumons et celui du canal de l'urèthre ne seront jamais négligés. Ce n'est qu'à cette condition que

diagnostic dans ce cas. Cette éjaculation est commune à une foule d'affections des voies génitales.

(1) Voici par exemple un cas évident d'épididymite caséeuse, décrit par Curling sous le nom d'orchite chronique :

« J'ai vu pratiquer une fois la castration chez un homme âgé, pour des trajets fistuleux rebelles. On trouva l'épididyme enchâtonné dans la membrane séreuse très-indurée et très-épaissie ; la tunique vaginale contenait beaucoup de sérosité ; il y avait sur trois points différents de l'épididyme des collections de pus épais, et à la queue de cette organe une cavité suppurante, tapissée par une membrane d'aspect rugueux, et qui s'ouvrait à l'extérieur par un trajet fistuleux aboutissant à la partie inférieure du scrotum. Le corps du testicule était complètement sain. Le malade fut débarrassé de osn testicule, revint à la santé et reprit ses occupations habituelles. »

l'on obtiendra de rigoureuses indications pour le pronostic et pour le traitement.

PRONOSTIC.

Le pronostic de l'épididymite caséeuse a une certaine gravité (1) lorsque c'est l'influence d'une cause générale qui domine la situation. Quand au contraire on s'aperçoit par exemple qu'un double engorgement épididymaire apparaît chez un individu bien portant par suite d'une affection uréthrale, on peut lui annoncer une guérison certaine, quand l'affection causale sera elle-même éteinte. Mais si on recherche en vain une explication locale le pronostic devient grave, il est presque fatal quand toutes les voies spermatiques sont devenues caséeuses. Lorsque l'affection est arrivée à la suppuration fistuleuse, tout en étant unilatérale, quand même elle débuterait dans l'autre épididyme, si la prostate est saine, on sauve le malade des inconvénients d'une suppuration prolongée en pratiquant la castration.

L'observation suivante en est une preuve.

OBSERVATION VI.

Dans la séance du 25 octobre 1871 de la Société de chirurgie, M. Tillaux présenta un bel exemple de guérison par castration de ce qu'il appelle un testicule tuberculeux. Voici ce qu'en dit le Dr Tartivel dans l'Union médicale du 30 novembre de la même année :

M. Tillaux présente à la Société de chirurgie un individu à qui il a pratiqué, il y a quelques années, la castration pour un testicule tuber-

(1) L'inflammation caséeuse substituée à la tuberculose n'est consolante qu'au point de vue de la généralisation. Die Autige Kœsige entzündung ist aber nicht trœstlicher als die früheren tuberkeln. (L'inflammation caséeuse d'aujourd'hui n'est pas plus consolante que le tubercule d'autrefois.) Richard Wolkmann. Sammlung Klinischer vortraege... In Bonn, 1871.

culeux. Cet homme était entré, en 1864, dans le service de M. Chassaignac, à l'hôpital Lariboisière ; il y fut soumis pendant trois mois par
cet habile chirurgien à un traitement par les tubes à drainage, mais
aucune amélioration ne se manifesta dans l'état du malade sous l'influence de ce traitement. Au contraire, le mal allait en s'aggravant, et,
lorsque, pendant une absence de M. Chassaignac, M. Tillaux prit le
service, il trouva le malade dans un état local et *général* tellement grave
qu'il lui sembla que la castration devenait la dernière chance de salut.

Aussi, décidé par les instances réitérées du malade qui le suppliait
de le débarrasser de son testicule, M. Tillaux consentit à pratiquer cette
opération. Elle eut un succès complet ; le malade sortit de l'hôpital
complétement guéri.

M. Tillaux ayant eu la chance de le rencontrer ces jours derniers a
pensé que la Société de chirurgie trouverait un certain intérêt à constater les heureux résultats d'une castration pratiquée, il y a plus de
sept ans, sur un testicule tuberculeux qui avait réduit le malade à un
état presque désespéré.

Cette ressource de la castration ne rend le pronostic
plus favorable que si l'état général n'est pas encore tombé
trop bas et si l'on peut espérer voir la constitution du
malade se relever. Malheureusement cet espoir n'est pas
toujours permis.

Mais ce n'est pas seulement au point de vue de la vie du
malade, c'est au point de vue du fonctionnement normal
des organes atteints que le pronostic peut être grave.
Toute épididymite caséeuse empêche momentanément le
sperme de passer. La sécrétion testiculaire se ralentit,
s'arrête tôt ou tard et la sclérose testiculaire ainsi que la
dégénération graisseuse des tubes est favorisée par cet
arrêt (1). Si l'épididyme n'est pas libre avant que ces alté-

---

(1) Il faut distinguer entre ces cas où il est mécaniquement impossible au
sperme de passer et ceux où, chez des hommes adonnés à l'étude, par
exemple, les testicules restent pendant des années sans sécréter. Dans ce
cas, les organes sortent très-facilement de leur engourdissement et sont
aptes à sécréter le jour où vient l'excitation. Toute glande qui ne sécrète pas
ne s'atrophie pas pour cela ; les mamelles en sont un exemple. Dans beaucoup de cas, même d'induration épididymaire par suite d'épididymite aiguë
M. Gosselin a trouvé la glande séminale saine.

rations testiculaires ne surviennent et elles arrivent rapidement, le malade est et demeure infécond du testicule atteint. Si l'épididymite caséeuse a été double, le sujet est stérile. Très-fréquemment l'étiologie de la stérilité que nous indiquons ici n'a pas à se produire, car elle est amenée par la caséification progressive du testicule. Parfois, à la suite de bonnes conditions hygiéniques et d'un traitement bien dirigé, on s'aperçoit de l'absorption graduelle des produits caséeux, le testicule se gonfle et bientôt on a des signes certains du passage du sperme sécrété. Cette terminaison est rare. La stérilité est fréquente. L'hypochondrie en est parfois la suite ainsi qu'une légère impuissance (1) et le pronostic est encore aggravé.

TRAITEMENT (2).

Il est inutile de remonter avant Ast. Cooper pour trouver un traitement rationnel de l'épididymite caséeuse ; la maladie n'était pas connue et le traitement institué par les chirurgiens souffrait de cette ignorance étiologique. Ast. Cooper fut le premier à dire que quand l'engorgement épididymaire était sympathique d'une affection de l'urèthre, il était nécessaire d'avoir recours à l'usage des bougies. Il insistait trop sur le repos, sur le calomel à l'intérieur, sur les fomentations avec l'acétate d'ammoniaque ; les succès qu'il signale avec ce traitement ne sont que le

(1) La fréquence des désirs et des érections est intimement liée à la sécrétion du sperme ; quand il n'y a plus de sécrétion et que d'autre part l'affaiblissement de l'organisme ne laisse plus au système nerveux une influence assez vive pour provoquer à lui seul l'érection, celle-ci n'a pas lieu.

(2) Maunoir, Nouvelle méthode de traitement du sarcocèle sans avoir recours à l'opération du testicule. Genève, 1828. — Richet, Anatomie médico-chirurgicale.—Malgaigne, Médecine opératoire.—Thierry, Tum. du testicule traitées par la cautérisation. In Rev. médic.-chirurg., 1853, p. 297, etc. Voir la bibliographie générale, p. 9.

résu1tat de la cessation momentanée des accidents dus à une poussée inflammatoire. Il le dit lui-même : « Dès que le malade se lève et discontinue l'usage du mercure, il y a rechute et il demande la castration (obs. 380). Cette opération était donc déjà en honneur à cette époque (1830); nous la verrons entrer de plus en plus dans la pratique chirurgicale.

Selon nous, le traitement de l'affection caséeuse de l'épididyme se divise de lui-même en traitement général et en traitement local.

L'état du sujet indique en effet bien souvent les médicaments toniques et reconstituants, surtout ceux que l'on a continué d'employer dans les maladies strumeuses. Avant de citer les principales préparations que nous conseillons, insistons d'abord sur la nécessité d'une hygiène générale bien entendue qui devra se joindre à l'hygiène locale dont nous parlerons tout à l'heure. Le séjour des grandes villes où l'air respiré est à la fois insuffisant et altéré doit être sévèrement défendu aux malades qui ont une épididymite caséeuse. *Sol est remediorum maximum*, disait Pline; le soleil est le plus puissant de tous les remèdes. Il faut donc ordonner en premier lieu l'air de la campagne et celui de la mer si cela est possible. Comme utile adjuvant, il faut conseiller les eaux minérales reconstituantes et antiscrofuleuses, les eaux sulfureuses thermales, bromo-iodées et les eaux salines chlorurées ; Bagnères-de Luchon, Saxon (Valais), Bourbonne et Salins (Jura), où l'on emploie les eaux mères. Un exercice modéré, une nourriture tonique, l'hydrothérapie sont indispensables pour agir sur une constitution étiolée.

Le fer, l'huile de foie de morue, l'iodure de potassium seront souvent les bases des préparations reconstituantes que l'on fera prendre au malade. Curling prescrit ordinairement pour un adulte la décoction de salsepareille avec 10 à 15 centigrammes d'iodure de potassium à prendre trois fois par jour pendant assez longtemps, en en faisant interrompre l'usage pendant deux, trois jours ou une semaine, pour le reprendre ensuite. M. Richet a obtenu de bons effets de la préparation suivante. Prendre le matin dans un demi-verre d'eau de noyer une cuillerée à bouche d'une solution contenant : iodure de potassium 10 gr. ; iode 1 décigr. ; eau 100 gr.

Il ne faut jamais, sous aucun prétexte, donner le mercure dans l'affection caséeuse de l'épididyme ; ce médicament, quoiqu'il ait été conseillé, est toujours nuisible dans les maladies strumeuses. Curling lui-même, qui ne doit pas être suspect à cause de l'emploi fréquent qu'il en faisait, dit que son expérience le porte à rejeter le mercure dans toutes les formes de cette maladie.

Le traitement général étant ainsi institué, il faut procéder au traitement local.

L'hygiène locale doit y jouer un grand rôle. Il faut recommander au malade, à quelque période qu'il soit de son affection, d'éviter tout fonctionnement anormal des organes de la génération. On a vu aussi souvent la sensibilité morbide apparaître chez des individus trop chastes que chez ceux qui l'étaient trop peu. Le traitement prophylactique doit intervenir dans les épididymites aiguës qui pourraient devenir caséeuses. Il faut juguler l'affection, il ne faut pas donner aux produits inflammatoires le temps de se former, car on n'est jamais en droit de compter sur leur résorption ; on doit en un mot agir ici comme dans le cas de pneumonie franche quand on craint la pneumonie caséeuse. Dans ce but nous recommandons pour l'épididymite blennorrhagique le traitement de M. Richet, qui fait garder le lit au malade, lui élève les testicules au moyen d'une planchette horizontale et applique dessus des compresses d'eau froide. Avec ce simple traitement l'affection guérit radicalement en huit jours.

Ce même chirurgien préconise la ponction de la vaginale contre le passage de l'hydrocèle à l'état chronique.

L'hygiène et le traitement du canal de l'urèthre viennent ensuite dominer toute la thérapeutique à instituer. Aucun écoulement, aucun rétrécissement du canal si minime qu'il soit ne doit être toléré.

Le traitement médical et chirurgical de ces affections doit passer avant le traitement plus direct de l'épididymite caséeuse.

Mais quand le moment sera venu de s'attaquer à l'épididyme lui-même, il faudra se rappeler que dans ce cas c'est à l'art d'intervenir, que la science ne suffit pas, qu'il faut en un mot un grand tact chirurgical pour répondre aux indications qui se peuvent présenter.

S'il existe des symptômes inflammatoires, il est rare que l'application de sangsues soit nécessaire ; la position, les compresses d'eau froide, la pommade belladonée et les cataplasmes auront bientôt raison des symptômes aigus.

Quand la période d'abcès et de fistules est arrivée, il faut surtout insister pour que le malade tienne son scrotum dans un état de propreté constant, essuyant le plus souvent possible le pus qui s'écoule des fistules. Inutile d'ajouter que le malade portera un suspensoir bien fait pendant toute la durée du traitement.

Il n'est pas nécessaire d'employer des moyens propres à maintenir béants les orifices fistuleux ; ils n'ont pas de tendance à la cicatrisation. Mais lorsqu'on en est à ce moment, la castration est souvent indiquée.

Si on laisse la matière morbide, elle détruit le testicule, peut être portée jusque dans les canaux déférents et la prostate ; les vésicules séminales s'injectent, la matière se ramollit et s'évacue, soit du côté de la vessie, soit du côté du rectum. La fonte caséeuse se généralisant, il faut enlever l'organe malade. Les poussées inflammatoires qu arrivent de temps en temps déterminent encore à opérer.

Mais lorsque les sommets du poumon donnent des inquié-
tudes (1er degré), l'on a une raison de plus pour opére.
(M. Richet), et non pas une contre-indication comme l'ont
dit les auteurs. L'on fera la castration comme on fait
l'amputation d'un membre qui épuise le malade par une
suppuration prolongée. Il y a alors dans le poumon une
sorte d'absorption purulente, des abcès métastatiques miliaires qu'on doit différencier de la tuberculose. Il y a actuellement dans la salle Saint-Marthe, à l'Hôtel-Dieu, un
malade auquel M. Richet enleva les ganglions de l'aisselle
qui suppuraient depuis longtemps par des fistules en arro-
soir; il paraissait tuberculeux, on eût pu le croire perdu
au moment de l'opération. Il a aujourd'hui une santé flo-
rissante. Ces exemples montrent l'utilité d'une opération
radicale, de la castration.

Curling dit à propos de la castration qu'il ne ne faut
pas la pratiquer lorsqu'il y a des signes d'une affection
pulmonaire avancée, je pense qu'il faut distinguer. Il est
bien évident que l'on n'opérera pas un individu atteint de
phthisie ulcéreuse par suite de ramollissement tuberculeux ou de ramollissement caséeux; mais quand le doute
sur la nature des produits sera encore permis, quand le
malade sera à la première période de la phthisie, il faudra
enlever la cause qui la produit.

Velpeau ne voulait pas de la castration. Cependant il fut
le premier à parler d'une sorte de tubercule du testicule
non malin, ne se généralisant pas. La conclusion venait
d'elle-même : opérer; il ne l'a pas tirée.

Malgaigne n'osa pas encore la proposer. Son procédé
timide d'abrasion en avait les dangers sans en avoir l'utilité.

Voici ce qu'il dit dans sa médecine opératoire :

« J'ai fait voir que l'ablation du fongus peut seule
amener la guérison, mais que, moyennant cette ablation,
la castration peut et doit être évitée.

(Malgaigne appelle fongus tuberculeux, l'épididymite caséeuse à sa période de suppuration et de fistules.)

« Si le fongus se montre au dehors, on le cerne par deux incisions, et en l'enlevant successivement par tranches horizontales, en s'aidant aussi du stylet porté dans les fistules pour en reconnaître la profondeur, on arrive à la coque fibreuse qui le sépare du tissu du testicule (?). On peut arrêter l'excision à cette coque même ; ou bien on peut l'enlever de manière à s'assurer de l'état sain du tissu testiculaire qui sera alors complètement à nu.

« La plaie sera ensuite réunie par première intention. J'ai obtenu une fois en trois jours une cicatrisation complète.

« S'il n'y a qu'une fistule, on la divise sur la sonde cannelée jusqu'à ce que le fongus soit complètement à nu, et on excise celui-ci à l'ordinaire. Si la peau offrait plusieurs ouvertures fistuleuses, on les comprendrait entre deux incisions semi-elliptiques. On peut encore ici tenter la réunion par première intention, mais elle devra rarement réussir, à raison de la profondeur de l'incision. »

Nous n'insisterons pas sur les nombreuses défectuosités d'une méthode abandonnée d'un accord unanime par tous les chirurgiens.

A la Société de chirurgie dans la séance de 11 octobre 1873, M. Verneuil appela l'attention de ses collègues sur le traitement du testicule tuberculeux par la cautérisation au fer rouge. Dupuytren employait la potasse caustique pour cautériser les trajets fistuleux, Bonnet de Lyon y introduisait des flèches de chlorure de zinc. M. Verneuil se sert (1) d'un cautère olivaire très-effilé qu'il introduit dans les trajets à la profondeur de 1, 2, 3 et 4 centimètres suivant l'étendue de la fistule après avoir préalablement endormi le malade au chloroforme.

(1) Union médicale, 1871.

La cautérisation au fer rouge est suivie d'une réaction franche; l'eschare formée tombe au bout d'un petit nombre de jours et l'on peut s'il y a lieu pratiquer de nouvelles cautérisations. M. Verneuil en a fait ainsi jusqu'à sept à huit successivement.

Il a vu généralement à leur suite le testicule se dégorger rapidement, les fistules se déterger et se fermer en trois ou quatre semaines. S'il existe des abcès, au lieu de les ouvrir avec le bistouri on se sert du fer rouge et dans ces cas encore la cicatrisation du foyer s'opère avec rapidité. Par ce traitement on procure aux malades sinon la guérison, du moins une rémission de plusieurs mois et même de plusieurs années.

Chez six malades qu'il a traités ainsi, M. Verneuil a trouvé ce moyen parfaitement innocent et très-efficace à titre de cure *palliative*. Tout récemment il a eu l'occasion de recevoir dans son service un individu d'assez belle apparence qui avait eu un testicule tellement criblé de fistules qu'il n'y avait pas moyen d'en tenter la conservation et qu'il a fallu en faire l'ablation.

La plaie de l'opération était à peine terminée que l'autre testicule s'est pris à son tour. L'organe devient énorme et cinq à six trajets fistuleux se forment successivement. Le malade soumis à la cautérisation au fer rouge a vu son testicule se dégorger rapidement et complètement; il est sorti de l'hôpital dans un état d'amélioration extrêmement satisfaisant.

M. Verneuil s'applaudit d'avoir conservé à cet individu un organe qui, sans doute, ne peut pas servir à grand chose au point de vue des fonctions, mais qui n'en constitue pas moins une sorte de testicule *moral* dont certains hommes, satisfaits de peu, ont la philosophie de se contenter.

Dans la discussion qui suivit, M. Legouest fit remarquer que les guérisons obtenues par ce moyen étaient souvent suivies de récidives qui faisaient au chirurgien une loi de

ne pas attendre la désorganisation complète de l'organe
pour l'enlever. Cependant la cautérisation peut être utile
au début, mais en général il faut enlever le testicule avant
que sa désorganisation trop avancée ait retenti d'une manière fâcheuse sur l'organisme. M. Laney rappelle l'opinion de Delpech qui ne voulait par de la castration mais
quifaisait soit l'excision partielle soit l'énucléation. M. Mau-
rice-Perrin fait remarquer que la mortalité de la castration
est de 1 sur 4.

M. Bonnet a observé un individu fort et bien constitué
qui a eu une caséification testiculaire, des trajets fistuleux
et qui a guéri spontanément. Enfin M. Tillaux se rappelle
qu'il y a quelques années la question de l'ablation des testicules tuberculeux ayant été posée devant la Société de
chirurgie tous les membres qui prirent part à la discussion
furent d'avis de repousser la castration.

Nouvellement admis dans le sein de la Société, M. Tillaux n'osa pas émettre son opinion qui était contraire à
celle de ses collègues, Mais son opinion qui est encore la
même aujourd'hui était basée sur des faits cliniques; ayant
rencontré dans le service de M. Chassaignac qu'il rempla-
çait à l'hôpital de Lariboisière deux individus atteints de
suppuration du testicule qui étaient en traitement depuis
plusieurs mois sans la moindre amélioration, M. Tillaux
voyant ces malades gravement affectés dans leur santé
générale et cédant à leurs instances reitérées, leur pratiqua
la castration qui fut suivie d'un plein succès. Ce qu'il fit
il y a quelques années, M. Tillaux serait prêt à le faire
encore aujourd'hui.

Pour nous, il résulte de cette discussion que si la cautérisation au fer rouge doit être souvent tentée et peut
être utile dans quelques cas simples, et surtout comme
moyen palliatif, la castration a encore sur elle l'immense avantage d'être une opération radicale à laquelle, dans la plupart des cas de M. Verneuil, on a été ou

on sera certainement forcé d'arriver. Nous n'apprécions pas autant que ce chirurgien l'utilité d'un *testicule moral* tout en n'ignorant pas les funestes effets que la perte de cette glande peut avoir sur certains esprits.

Nous ne parlerons que pour mémoire de la résection, de la ligature de cordon, qui ont été proposées, mais qui ne remédient pas au danger principal qui réside dans le foyer de suppuration.

La castration résolue, l'ablation par le bistouri est à notre avis le procédé le plus intelligent et le plus commode.

Les caustiques ne sont pas aussi surs que la main du chirurgien, ils sont plus douloureux. L'écrasement linéaire de M. Chassaignac est cependant un bon procédé auquel on pourrait avoir recours. Notons cependant que la chaîne de l'écraseur s'est déjà cassée dans les mains de ce chirurgien.

Par le bistouri l'opération est simple; l'incision de la peau, l'énucléation du testicule ne présentent pas de difficultés. Il est cependant un point sur lequel il nous paraît utile d'insister. Il faut faire la ligature isolée de chaque artère suivie de la ligature du canal déférent le tout avant la section du cordon.

« En effet, dit M. Richet (1), la laxité du tissu cellulaire de cette région peut devenir funeste, lorsqu'après la section du cordon on veut faire la ligature des vaisseaux. En effet, soit que l'on ait exercé sur le canal déférent qui jouit d'une certaine élasticité, des tractions qui mettent en jeu cette propriété, soit, comme le croient quelques chirurgiens, que les fibres du dartos et du crémaster se contractent vivement après leur division, le canal déférent disparait dans la gaîne cellulo-fibreuse, entraînant avec lui les vaisseaux, et l'on éprouve quelquefois de grandes difficultés à ressaisir les artères et les veines.

(1) Traité pratique d'anatomie médico-chirurgicale, 4e édition, 2e partie p. 455.

C'est là sans doute ce qui a fait rejeter la ligature partielle par beaucoup de chirurgiens et lui a fait préférer la
ligature en masse c'est-à-dire celle qu'on applique sur la
totalité du cordon avant de détacher complètement la
tumeur. Mais cette dernière, outre les inconvénients sérieux
qu'elle présente et qui tiennent au long temps que la ligature met à tomber et aux très-vives douleurs auxquelles
elle donne lieu, ne met pas complètement à l'abri de l'hémorrhagie laquelle peut se produire par un mécanisme qui
mérite d'être signalé. Quelque fortement qu'on serre le fil,
les artères, qui ne sont jamais saisies que très-médiate-
ment, peuvent, à la faveur de la facilité avec laquelle tous
les tissus du scrotum glissent les uns sur les autres,
échapper et fuir la striction, et, dès qu'elles ont été séparées du testicule, se rétracter dans le trajet inguinal, où
elles continuent à verser du sang entre les tuniques qui les
enveloppent.

J'ai entendu le professeur Marjolin, à la suite d'une
leçon sur la castration faite par Blandin, dire qu'il avait
vu périr un malade de cette manière. A l'autopsie, on avait
trouvé le sang infiltré entre les divers plans fibreux de
l'abdomen, et principalement entre le péritoine et le fascia
transversalis ; l'artère spermatique avait échappé à la striction, et la ligature étant restée appliquée sur l'extrémité inférieure de la gaîne fibreuse avait empéché l'hémorrhagie
de paraître à l'extérieur.

A ce propos, M. J. Cloquet rappela que, dans une cir-
constance analogue, Lemonnier de Rouen, perdit également son malade ; mais les conditions anatomiques n'étaient
plus les mêmes. On trouva le sang épanché dans la cavité
péritonéale, et, en poursuivant la dissection, on reconnut
que le trajet inguinal était parcouru par le canal vagino-
péritonéal non oblitéré. Les deux cavités du péritoine et
de la tunique vaginale communiquaient donc largement,
et l'artère spermatique rétractée avait ainsi sans obstacle

versé le sang dans ce prolongement péritonéal converti en cul-de-sac par la ligature, d'où il avait reflué jusque dans l'abdomen. »

Ces conditions anatomiques que nous avons reproduites longuement, parce qu'elles perdraient à être résumées, devront toujours être présentes au chirurgien opérant de la castration.

Nous ne décrirons pas l'opération en détail; on la trouve dans tous les traités de médecine opératoire.

Un pansement ordinaire suffira dans la grande majorité des cas après la castration. Une hémorrhagie en nappe dont le perchlorure de fer, le chlorure de zinc et la compression pourraient n'avoir que difficilement raison, peut se produire et si elle passait inaperçue mettre en danger la vie de l'opéré.

La mortalité de cette opération serait de 1/6 (Manoury et Thoré). Dans cette statistique on n'a pas tenu compte du manuel opératoire employé.

Curling n'a pas vu un cas de mort sur 30 ablations. Nous mêmes nous publions 3 cas de castration; les trois malades ont guéri. Aussi pensons-nous que la castration bien faite, dans de bonnes conditions, n'est pas aussi dangereuse que quelques chirurgiens ont pu le croire.

Nous publions ici dix observations d'épididymite caséeuse. Toutes sont inédites; six sont personnelles. Nous en avons publié six autres dans le texte même. Sur ces six, deux sont inédites et quatre déjà publiées nous ont paru offrir un intérêt trop grand pour n'être pas mises sous les yeux du lecteur.

OBSERVATION VII (personnelle).
(Hôtel-Dieu, service de M. Richet.)

Epididymite caséeuse suivie d'orchite caséeuse. — Symptômes pulmonaires; castration ; guérison.

Le nommé G... (Albert), âgé de 26 ans, maçon, est entré le 16 janvier 1873 dans la salle Sainte-Marthe (lit n° 2). Cet homme dont les parents sont bien portants n'a pas été malade étant jeune.

En 1864 il eut une blennorrhagie qui lui dura environ cinq mois.

Il eût en même temps un chancre mou. Il prit des injections et des potions qu'on lui donna à la consultation de l'hôpital du Midi. Il ne fit pas assez attention pour nous dire s'il conserva longtemps la goutte militaire. En 1869 sans cause traumatique, après quelques heures de station debout, il eut à droite une orchite pour laquelle il fut soigné par le major de son régiment.

On lui mit des sangsues et l'on fut forcé de lui ponctionner une hydrocèle qui survint en même temps. Il affirme qu'il ne sortit que de la sérosité limpide. Trois mois après il était guéri ; le point où l'on fit la ponction s'était rapidement cicatrisé. Il put faire la campagne sans suspensoir et sans ressentir aucune douleur.

Dans la même année il eut au côté droit, une fluxion de poitrine qui lui dura deux mois.

Il y a six mois il sentit tout à-coup une vive douleur au cordon du côté gauche ; son testicule, dit-il, grossit rapidement ; on lui mit des cataplasmes et il se forma un petit abcès qui fut bientôt suivi d'une fistule. Cet homme quitta l'hôpital militaire au bout de deux mois sans amélioration. Il fut réformé pour son affection.

Les choses étaient dans cet état et il travaillait avec un suspensoir, quand quelques jours avant son entrée il fit une chute qui lui causa de vives douleurs dans l'aine. Les ganglions s'enflammèrent.

Il continua ses travaux pendant deux jours, mais la douleur le forçant à garder le lit il entra à l'Hôtel-Dieu.

L'examen des parties malades était difficile à cause de la poussée inflammatoire; le scrotum était volumineux, tendu, luisant. On lui mit des cataplasmes pendant quelques jours. Bientôt on vit un point de fluctuation manifeste sur le testicule gauche. Une ponction donna issue à un peu de pus et l'ouverture resta fistuleuse.

Actuellement, le côté gauche du scrotum est rempli par une tumeur adhérente à la peau, qui ne forme plus qu'une masse unique.

On ne sent ni le testicule ni l'épididyme ; il ne sort pas par les fistules de tubes séminifères. Le cordon de ce côté est légèrement mouiliforme; il est sain au voisinage du canal inguinal.

Le malade a du reste une funiculite des éléments extérieurs du cordon.

Le testicule droit un peu moins volumineux que le gauche est cependant malade. L'épididyme de ce côté est légèrement caséeux.

Le toucher rectal ne démontre aucune lésion; la prostate et les vésicules séminales sont saines.

Les urines rouges, à son entrée, sont actuellement normales. Le premier jet d'urine contient du pus microscopique, le dernier n'en contient pas.

L'état général n'est pas mauvais. Une petite toux a fait craindre la tuberculisation du poumon. Cette toux n'existe plus. Cependant M. Béhier appelé le 20 février pour ausculter ce malade a trouvé que : « aux deux sommets mais surtout à droite, le murmure respiratoire est diminué; qu'il existe de ce côté une légère submatité ; que la résonnance de la voix y est plus grande. En avant, il y a de la sécheresse dans le murmure respiratoire. » Aussi, quoiqu'il n'existe pas de râles, M. Béhier se prononce-t-il pour une tuberculisation pulmonaire évidente, à son début.

Malgré ce diagnostic la castration fut faite le 1er mars. La guérison a marché rapidement ; nous n'avons rien à noter sinon une perte séminale dans la nuit qui suivit la castration. Le malade sortit guéri à la fin de mars. Les produits caséeux de l'épididyme gauche se ramollissaient et paraissaient devoir se résorber. Le testicule gonflé sécrétait évidemment du sperme.

L'anatomie pathologique du testicule enlevé est faite dans la clinique de M. Richet.

OBSERVATION VIII (personnelle).

Ancienne orchite suppurée suivie d'élimination testiculaire à gauche
(fongus bénin). — Epididymite caséeuse à droite.

Le nommé B... (Alexandre), âgé de 54 ans, charretier, de mauvaise constitution, est entré le 27 janvier 1873 à l'Hôtel-Dieu dans le service de M. Richet. (Salle Sainte-Marthe n° 19.)

Cet homme a eu trois ou quatre chaudepisses dans sa vie. Elles le faisaient peu souffrir, aussi les négligea-t-il et vécut-il avec la goutte militaire qu'il a encore aujourd'hui.

Il y a trois ans il s'aperçut qu'il urinait de moins en moins facilement, bientôt ce ne fut plus que goutte à goutte aussi entra-t-il à Saint-Antoine où on lui mit une sonde à demeure. Il s'en trouva mal.

Une épididymite et une orchite s'en suivirent et se terminèrent rapidement par la suppuration suivie de la hernie de la substance tuberculaire et de son élimination (fongus bénin). Cependant il guérit et comme il urinait mieux il quitta l'hôpital.

Depuis dix jours il urine moins bien et l'épididyme droit est devenu douloureux, gonflé, dur, bosselé. Il existe un rétrécissement au niveau de la région prostatique de l'urèthre. On met au malade une sonde à demeure pour faire passer l'urine. La sonde ne tarde pas à n'être plus serrée par le rétrécissement, et l'urine partant entre la sonde et le canal modifie la sécrétion purulente de la muqueuse et dilate le canal. On fait en même temps prendre des bains au malade.

Le toucher rectal ne fait rien reconnaître; aussi M. Richet émet-il un pronostic favorable qui se vérifie rapidement. En quatre jours à peine l'induration épididymaire diminua; le malade ne souffre plus, urine plus facilement et ne tarde pas à sortir ne conservant qu'une très légère induration de la poussée inflammatoire qui se serait certainement terminée par un abcès et une fistule si un traitement local et général n'était intervenu.

Dans ce cas, l'affection aiguë que le malade a eue à gauche et celle subaiguë, qui n'aurait pas tardé à prendre le caractère chronique, qui commençait à droite, sont liées d'une manière péremptoire à l'état de la muqueuse uréthrale. Cet homme n'était pas tuberculeux.

OBSERVATION IX (inédite).

Exemple d'une poussée inflammatoire dans une épididymite caséeuse. — Cessation des symptômes en quelques jours.

(Communiquée par M. Desmarest.)

Hôpital de la Croix-Rousse, (Saint-Eucher n° 11). Ch.-Eug. Tillon, 22 ans, entré le 6 juillet 1871.

Ce malade est évidemment phthisique; il a eu souvent des hémoptysies, il tousse continuellement, transpire la nuit, etc... Signes stéthoscopiques de phthisie avancée. Au commencement de janvier il eut un état fébrile précédant une première orchite gauche qui fut traitée à l'Hôtel-Dieu comme une orchite blennorrhagique. Il sortit guéri dans le courant de mars.

A son entrée à Saint-Eucher il présente une récidive de son épididymite gauche: l'épididyme a au moins décuplé de volume.

Il est très-douloureux à la palpation. Le cordon est également très-volumineux et le canal déférent est dur jusque dans l'anneau inguinal.

Le jour de l'entrée le testicule droit était également douloureux bien qu'il eût son volume normal.

Les jours suivants nous assistâmes au développement complet de la maladie de ce côté.

7 juillet. Le testicule droit a grossi d'un tiers, il est plus douloureux; le canal déférent est augmenté de volume.

Le 9. Le testicule droit est très-douloureux, gros comme le poing. Cataplasmes de fécule.

Le 11. Douleur excessive. Le scrotum est rouge, l'organe très-volumineux.

Cette épididymite et cette orchite caséeuses vont en diminuant (20.)

Les deux testicules ne sont plus douloureux. Le malade sort de l'hô pital (22).

OBSERVATION X (inédite).

Epididymite caséeuse. — Castration.

Hôpital des Cliniques, service de M. le professeur Richet.

Observation inédite rédigée par E. Bompard, externe du service

Antoine Chrét..., chapelier, âgé de 49 ans, est entré le 3 décembre 1868, se plaignant d'une affection aux testicules datant de 18 mois.

Le malade a une apparence robuste : son état général est satisfaisant. Jamais dans son enfance il n'a eu de maladies sérieuses, seulement quelques rhumes sans gravité. Cependant son cou est criblé de cicatrices scrofuleuses qui résultent d'engorgements des ganglions lymphatiques cervicaux terminés par suppuration. On ne trouve pas la cause de ces engorgements multiples, si ce n'est un pityriasis du cuir chevelu. Cette affection dura fort longtemps; après plusieurs incisions l'écoulement se tarit.

La santé du malade était entièrement rétablie quand au mois de septembre 1867, il fut pris de vives douleurs avec gonflement considérable du testicule droit. Il s'alita; un médecin lui administra à l'intérieur de l'iodure de potassium, lui fit faire des frictions avec de la pommade iodurée et des badigeonnages avec de la teinture d'iode, loco dolenti.

Sous l'influence de ce traitement son testicule diminua considérablement de volume. Au mois de mai 1868, son testicule gauche se prit de la même façon. Après de très-vives douleurs une sorte d'abcès se forma au niveau de la partie moyenne : on l'ouvrit, et il en sortit une matière abondante et épaisse Depuis cette époque, cet orifice resta fistuleux et encore aujourd'hui il en sort un peu de pus.

On ne trouve aucun antécédent syphilitique et le malade affirma n'avoir jamais eu de blennorrhagie.

Voici son état actuel : le testicule droit est induré et le testicule gauche est très-volumineux. Sitôt qu'il est debout ce testicule le fait beaucoup souffrir et se gonfle considérablement. A droite on sent que ce n'est pas le testicule qui est malade mais l'épididyme qui est dur, bosselé, de consistance uniforme. On arrive, en remontant, à la tête de l'épididyme, derrière le testicule qui a une consistance normale mais qui est atrophié ; quand on le comprime le malade éprouve la même douleur que celle qui est causée par la compression d'un testicule sain. Le cordon spermatique est peu malade.

Du côté gauche les choses ne se présentent pas de la même façon. Le testicule est quintuple de celui du côté opposé : la tumeur est formée à la fois de solide et de liquide. Sur la partie antérieure est une dépression avec perforation des téguments. C'est la trace de l'ouverture de l'abcès dont il a été parlé précédemment.

En pressant sur la tumeur on en fait sortir des grumeaux caséeux. Cette fistule se prolonge jusque dans la partie solide de la tumeur et arrive près du testicule.

La vaginale contient un liquide transparent ; la portion postérieure est formée par la partie solide : on sent une tumeur grosse comme une noix, dure, bosselée qui est la queue de l'épididyme; puis une autre partie plus petite également dure qui est la tête : le testicule est au milieu. Il est impossible de déterminer son état, mais il est probablement malade. Le cordon spermatique est sain.

Il n'y a rien non plus d'appréciable du côté de la prostate ni des vésicules séminales. Au reste les fonctions de la génération s'accomplissent bien : le malade a des érections et des éjaculations non sanguinolentes comme ceux qui ont des affections de la prostate. La maladie semble bornée aux deux testicules : les ganglions de l'aine, de l'abdomen ne sont pas engorgés; les viscères thoraciques sont complètement sains. En présence de tous ces symptômes, M. le professeur Richet n'hésite pas à porter le diagnostic, suppuration caséeuse de l'épididyme, et propose au malade l'ablation du testicule gauche.

Le traitement antisyphilitique était resté sans résultat.

L'opération fut faite le 4 janvier et tout se passa sans incident notable : seulement le malade eut des vomissements, dus au chloroforme, qui furent promptement arrêtés par le café.

La journée et la nuit qui ont suivi l'opération ont été calmes.

Le 5 au matin douleurs lombaires peu intenses, pouls un peu accéléré.

Pansement simple : bouillons et potages.

Le 6 et le 7 peu de fièvre. Deux verres d'eau de Sedlitz pour dissiper un peu de constipation. Viande, bouillons et potages, vin de Bagnols.

Le 8, le malade a eu des selles abondantes : son pouls est bon. La plaie a un peu saigné par suite des efforts du malade. Pansement simple.

Du 9 au 15 même régime et même pansement.

Le 16 la ligature du cordon spermatique tombe. Pansement simple, vin de Bordeaux, 2 portions.

Le 22 on fait un point de suture au milieu de la plaie. Le malade se lève et se promène dans la salle.

Le 26 pansement à la glycérine ; lotion avec de l'alcool pur. La cicatrisation semble s'être arrêtée. La petite plaie qui reste a de la peine à se fermer.

Le 30 on cautérise la plaie avec de la teinture d'iode.

3 février, la plaie n'ayant pas de tendance à la cicatrisation, nouvelle cautérisation avec la teinture d'iode. Désormais on en mettra journellement quelques gouttes. Pilules de fer et de quinquina tous les matins.

Pas de changement notable les jours suivants.

Le 8 la teinture d'iode est remplacée par la liqueur de Villate. Pansement avec l'onguent styrax, 3 portions, repos au lit.

Le 18 cautérisation avec le nitrate acide de mercure. Pansement avec l'onguent styrax.

Le 19 même pansement ; lotions alcoolisées.

Le 24 le malade va à Vincennes. La plaie n'est pas encore cicatrisée. On ne l'a pas revu.

A la suite de l'opération, l'épididyme fendu dans toute sa longueur présente au niveau de la tête une matière jaune, grisâtre, épaisse, caséeux.

Dans le corps il y a partout du pus liquide. L'épididyme est criblé de petits abcès. Le testicule présente au centre des cônes testiculaires, des noyaux caséeux gros comme une tête d'épingle. Le cordon est entièrement sain.

En citant cette observation à la clinique du 4 janvier 1869, M. Richet faisait valoir contre la nature tuberculeuse de l'affection, les raisons qu'il a développées dans sa clinique inédite du 4 mars 1873, clinique que nous avons publiée dans ce travail.

OBSERVATION XI (inédite).

Epididymite caséeuse double, décrite par M. Gosselin sous le nom de tubercule de testicule.

Cette observation ne consiste qu'en des notes inédites recueillies à la clinique de M. Gosselin.

Homme de 32 ans. Présente au testicule droit trois signes physiques capitaux.

1° Des ouvertures au nombre de cinq laissant passer un liquide purulent ;

2o Une induration de certaines parties de l'épididyme ;

3° Une atrophie notable du testicule lui-même. Pas de douleur.

Les abcès se sont montrés il y deux ans et il est resté des fistules suppurantes dont on ne peut constater au juste la profondeur.

Du côté gauche induration de l'épididyme et hydrocèle.

Il n'y a, dit M. Gosselin, que la tuberculisation du testicule qui produise les lésions que l'on observe ici. Le sarcocèle syphilitique ne suppure pas. L'orchite chronique ne suppure presque jamais. La suppuration de la tunique vaginale n'amène pas l'épaississement de l'épididyme. Du côté gauche il y a un peu de gonflement de l'épididyme, mais l'absence de blennorrhagie, le volume de la tumeur, son peu de sensibilité, sa durée, éloignent l'idée de l'épididymite simple. La poussée inflammatoire qui s'est déclarée n'est pas rare dans l'affection que nous décrivons. Sur le trajet du canal déférent, dans le canal inguinal, il y a une induration arrondie paraissant se confondre avec le cordon. Ce noyau ne se remarque jamais dans le sarcocèle syphilitique.

Dans le sarcocèle cancéreux, l'induration n'affecte pas cette forme isolée. La prostate est saine. La bilatéralité de l'affection exclut le cancer, mais il n'exclurait pas la syphilis, s'il n'était évident que le malade n'est pas syphilitique.

Pronostic fâcheux. Fonctions testiculaires abolies. Le malade n'a pas de tubercules dans les poumons, ou s'il en a, ils ne donnent lieu à aucun symptôme. On rencontre parmi les malades affectés de tubercules du testicule plus de malades non phthisiques ou même qui ne le deviendront jamais, que d'autres.

Calmer par des cataplasmes la poussée inflammatoire actuelle.

Traiter l'hydrocèle, s'il ne diminue pas.

OBSERVATION XII (personnelle).

Voici un exemple d'engorgement épididymaire chronique qui, s'il n'avait été enrayé par le traitement, aurait produit une épididymite caséeuse. Nous résumons l'observation.

F..... Paul, 27 ans, entré 28 février 1873, salle Sainte-Marthe, n° 59, service de M. Richet.

Blennorrhagie il y a deux mois ; elle dura quinze jours ; depuis légère goutte militaire.

Épididyme droit, gonflé, douloureux à la pression sans cause traumatique.

Toucher rectal : lobe droit de la prostate tuméfié, induré ; vésicules séminales injectées de matière caséeuse.

Cataplasmes, onguent napolitain, position, injections. Copahu et cubèbe. Constitution mauvaise. Non tuberculeux.

Amendement des symptômes, disparition de tous les symptômes qui étaient survenus d'une manière insidieuse. L'engorgement chronique diminue ; le malade sort guéri le 7 avril.

OBSERVATION XIII (personnelle).
Service de M. Richet, Hôtel-Dieu, salle Sainte-Marthe, no 5.

Epididymite caséeuse double, non opérable.

Le nommé A... (Désiré), boulanger, est entré à l'Hôtel-Dieu, le 17 janvier 1873. Cet homme âgé de 20 ans, a perdu ses parents il ne sait de quelles maladies. Il a eu des gourmes, n'a jamais toussé ni craché du sang ; il ne s'enrhume pas facilement.

A 17 ans, il eut une première blennorrhagie qui lui dura un mois ; il y a un an il en eut une seconde qui lui dura le même temps. Mais aujourd'hui encore on constate un léger écoulement chronique.

Au commencement de 1872 il eut une fièvre typhoïde qui lui dura trois mois. Le 15 septembre de la même année il s'aperçut en marchant qu'il souffrait du testicule gauche. Cet organe gonfla petit à petit et bientôt il se forma un abcès qui s'ouvrit spontanément au mois de novembre. Il sortit un demi-verre de pus mélangé à des caillots sanguins. Depuis ce temps l'ouverture ne s'est pas fermée ; il se fait par elle un léger écoulement. Deux mois après il entrait à l'Hôtel-Dieu pour une coxalgie. En même temps on constatait des abcès froids de la grosseur d'une amande siégeant au poignet, à l'épitrochlée et au creux poplité ; on en fit l'ouverture.

L'état général de ce malade n'est donc pas satisfaisant. Cependant, s'il y a de la pyohémie, il n'existe pas de signes de tuberculisation pulmonaire.

Le toucher rectal démontre que la prostate considérablement augmentée de volume, dure, bosselée, remplit tout le rectum. Les vésicules séminales contiennent de la matière caséeuse. L'épididyme est induré, il forme à droite et à gauche une masse bosselée siégeant surtout au niveau de la queue, en sorte que l'on constate deux tumeurs,

— 81 —

une inférieure, dure, formée par la caséification de la queue de l'épididyme, une supérieure, molle, formée par le testicule sain refoulé en haut.
Le cordon spermatique droit est moniliforme.

La propagation à la prostate et aux vésicules séminales rend tout traitement inutile.

Cette observation montre un beau cas de dépôts purulents, caséeux, autour de l'épididyme à la suite d'une fièvre typhoïde et coïncidant avec une coxalgie et des abcès multiples.

OBSERVATION XIV (personnelle).
Épididymite caséeuse à droite; castration; guérison.

Cet homme, âgé de 45 ans, couché au n° 35 de la salle Sainte-Marthe, est entré à l'Hôtel-Dieu en avril 1872, alors que M. Le Dentu était chargé du service. Depuis huit jours il se plaignait de vives douleurs dans le testicule droit qui était devenu plus gros. Il n'a jamais eu de chaudes-pisses.

M. Le Dentu crut devoir ponctionner la tunique vaginale dont il s'écoula un liquide sanguinolent. La piqûre suppura et resta fistuleuse.

M. Richet en prenant le service l'examina et déclara qu'il n'y avait autre chose à faire qu'une castration. On avait affaire dans ce cas à une suppuration des voies spermatiques analogue aux adénites suppurées du cou et il était nécessaire de débarrasser le malade de ce foyer d'infection. M. Béhier l'auscultant dit qu'il était asthmatique mais non tuberculeux.

La castration fut faite; le malade eut une perte séminale dans la nuit qui suivit. La cicatrisation se fit en un mois et demi, retardée par un léger phlegmon et le malade quitta la salle parfaitement guéri.

On trouvera l'anatomie pathologique du testicule enlevé à la page 16 de notre thèse dans la clinique de M. Richet.

OBSERVATION XV (personnelle).
Double épididymite caséeuse. — Phthisie pulmonaire.

Le nommé M... (Félix), tourneur sur cuivre, âgé de 58 ans, est entré le 1er mars 1873 à l'Hôtel-Dieu dans le service de M. Cusco (Saint-Jean, n° 40).

Le malade qui n'a pas d'antécédents de famille a perdu deux de ses enfants de convulsions. Il est tuberculeux d'une manière non douteuse;

Mougin.								6

on entend une respiration rude dans toute la poitrine, des craquements au sommet gauche.

Il n'a pas de diarrhée, mais il a beaucoup maigri ; il a perdu l'appétit et a des sueurs la nuit.

Il n'a jamais eu de blennorrhagies.

Il y a trois mois, il s'est aperçu que l'épididyme du côté droit grossissait ; on lui mit du vigo et à Saint-Antoine on fut forcé de lui donner un petit coup de bistouri. Il sortit un peu de liquide crémeux et l'ouverture ne se ferma pas. Il s'écoula toujours un peu de matière blanchâtre. Depuis, une épididyme caséeuse, suivie d'orchite, s'est aussi déclarée à gauche où à la palpation on ne distingue plus le testicule. Il n'existe qu'une seule masse, tandis que du côté droit, on distingue manifestement la tumeur formée par l'épididyme indurée de celle, plus molle et plus uniforme, qui révèle l'existence du testicule. La prostate et les vésicules séminales sont remplies de produits caséeux.

Le malade est dans un état désespéré ; on n'institue aucun traitement. Il sort le 5 mars.

OBSERVATION XVI (inédite).

Communiquée par A. Desmarets, interne des hôpitaux de Lyon.

Epididymite caséeuse secondaire à une caséification prostatique. — Mort. Absence de tubercules pulmonaires. — Autopsie.

G... (Antoine), né à Naples, tisseur, âgé de 71 ans, est entré le 29 septembre 1871 à l'hôpital de la Croix-Rousse, à Lyon, salle Saint-Eucher, n° 7, dans le service de M. Laroyenne.

Ce malade ne peut donner que des renseignements très-vagues faisant remonter à six mois le début de sa maladie. Il avait une grande difficulté pour uriner ; la miction était peu abondante, fréquente surtout la nuit, douloureuse. Les testicules sont assez volumineux ; de chaque côté l'épididyme est énorme. Du côté gauche la peau du scrotum présente à sa partie externe une fistule par laquelle un stylet peut être introduit horizontalement à travers la tête de l'épididyme. Le cathétérisme fait constater une difficulté à passer au niveau de la prostate ; il donne issue à une urine fortement odorante et dont les dernières gouttes sont très-troubles. Le toucher rectal fait constater un volume énorme de la prostate. Le malade paraît avoir été robuste, mais actuellement il est très affaibli et très-vieilli. Dès le lendemain de son entrée il va plus mal ; on le cathétérise deux fois par jour en lui faisant des injections tièdes dans la vessie.

Subdélirium, affaiblissement graduel, la peau se refroidit. Le malade meurt le 4 octobre sans présenter de symptômes thoraciques.

Autopsie, 36 heures après la mort.

Les poumons sont sains, le péricarde aussi ; le cœur ne présente pas de lésions vasculaires.

L'aorte n'est pas athéromateuse ; la rate, le foie, les reins sont sains, les uretères largement dilatés. La vessie est malade ; elle présente des parois épaissies, sa capacité est diminuée, sa muqueuse est grisâtre, boursouflée ; la prostate fait saillie dans le bas-fond. Le canal de l'urèthre à part les déformations qu'il a subies au niveau de la portion prostatique est sain dans toute son étendue. La prostate présente des lésions remarquables ; son tissu, sauf vers la partie inférieure, est à peu près complètement détruit et il est remplacé par un vaste abcès, anfractueux, rempli de pus caséeux. Le canal ayant été incisé par la face inférieure, on ne sait pas s'il existait des communications entre l'abcès et lui.

Les cordons spermatiques sont très-épaissis ; le canal déférent est augmenté de volume.

Le testicule droit présente des adhérences très-étendues des feuillets de la vaginale. Ça et là entre ces deux feuillets on trouve un peu de liquide citrin. On incise le testicule et on reconnaît que l'épididyme très-volumineux n'est plus qu'un vaste noyaux caséeux ramolli ; ou plutôt il y a deux noyaux distincts, l'un constitué par la tête et l'autre par la queue de l'épididyme. Les lésions caséeuses sont moins avancées dans le testicule lui-même. Les noyaux y sont nombreux laissant entre eux des parties à peu près saines. Il sont à diverses périodes de leur évolution. A la partie inférieure du parenchyme il en existe un qui est ramolli.

Le testicule gauche, conservé dans de l'alcool pour qu'on en fît l'examen micrographique, n'a pas été examiné.

M. Laroyenne dit que c'est la troisième fois qu'il voit un cas semblable, sans tuberculose pulmonaire.

TABLE DES MATIERES.

A. Parent, imprimeur de la Faculté de Médecine, rue Mr-le-Prince, 31.

www.ingramcontent.com/pod-product-compliance
Ingram Content Group UK Ltd.
Pitfield, Milton Keynes, MK11 3LW, UK
UKHW020243090726
13614UKWH00008B/1045